王　刚 ◎ 著

遗体整容指南

Yiti Zhengrong Zhinan

学林出版社

总　序

以专业化发展谱写新时代上海民政工作新篇章

上海市民政局党组书记、局长　朱勤皓

中国特色社会主义进入新时代。全国第十四次民政会议期间，习近平总书记对民政工作作出重要指示：民政工作关系民生、连着民心，是社会建设的兜底性、基础性工作。各级民政部门要加强党的建设，坚持改革创新，聚焦脱贫攻坚，聚焦特殊群体，聚焦群众关切，更好履行基本民生保障、基层社会治理、基本社会服务等职责。习近平总书记的指示精神，为新时代民政工作发展提供了基本遵循，要牢固树立以人民为中心思想，扎实做好社会救助、社会福利、社区治理、社会组织、社会服务等各项民政工作，不断提升人民群众的幸福感、安全感、获得感。

上海海纳百川、追求卓越、开明睿智、大气谦和。新时代上海城市发展肩负着加快建设"五个中心"、卓越全球城市和具有世界影响力的社会主义现代化国际大都市、继续当好改革开放排头兵、创新发展先行者的历史使命，民政民生工作面临着加快发展和高质量发展的现实要求。上海城市经济发达、法制健全、人均收入水平和城市文明程度较高，人民对美好生活的向往更加强烈和多元；同时，外来人口大量集聚、城市建设和管理情

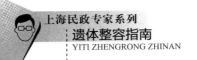
况复杂、户籍人口老龄化、高龄化态势明显，社区治理、养老服务等领域长期面临较大压力。特别在当前信息技术革命快速推进的新的历史条件下，上海民政部门需要以格物致知的智慧和革故鼎新的勇气，坚持自我革新，优化顶层设计，细化工作落实，以制度创新、管理创新、服务创新应对新情况、新形势、新挑战。

民政工作直接面向群众需求，具有鲜明的政治性、法治性、社会性和服务性，做好新时代的民政工作，推进民政工作专业化发展势在必行。民政工作专业化发展内涵丰富，就是要以习近平新时代中国特色社会主义思想为指导，坚持创新、协调、绿色、开放、共享的发展理念，努力推进民政民生政策更加公平，民政社会管理更加精细，民政公共服务更加广泛，在经济社会协调发展和社会治理体系与治理能力现代化进程中发挥积极作用。聚焦人才队伍和能力建设，注重专业知识和技能积累，是上海民政工作长期坚持的一个重要工作经验，也是助推新时代上海民政工作专业化发展的一个重要法宝。通过长期努力，上海民政系统涌现出一大批工作能手、业务骨干和实干专家，他们干一行、爱一行、钻一行、成一行，体现了民政工作专业化发展的精神内涵，形成了良好的工作示范。为此，我们专门组织编写"上海民政专家系列"丛书，进一步推广民政工作专业化发展的理念和经验，形成高质量的理论和实践积累。绳短不能汲深井，浅水难以负大舟。我们期望，在专家的示范引领下，能够有更多的民政人"成才、成名、成家"，不断提升新时代上海民政工作专业化发展水平，这是时代之需，更是时代机遇。我们坚信，在习近平新时代中国特色社会主义思想的指引下，民政部门将始终把人民群众对美好生活的向往作为奋斗目标，通过高标准服务、高质量服务，让更多群众共享上海改革发展的成果。

2019 年 7 月

前　言

　　有部电影里这样说，"死亡赋予生命意义，让你知道时光短暂，去日无多"。这是人类才有的觉悟与精神重塑。遗体整容师一直都在直面这样的觉悟与精神重塑，唯有强大的力量才能支撑。他们将自己的情感融入技艺，用礼俗传承文明，于无声处传递生命的价值，让全社会来共同关注生命的内涵，从而珍惜生命，让逝者得到安息，使生者得到慰藉，让这份职业更具有时代和现实意义。

　　写这本书对于我和我的团队而言，是兴奋而又激动的学习和体验的过程。当下，公众对于遗体整容存在不少的疑惑，甚至感到神秘。如何打消疑惑，揭开遗体整容神秘的面纱，展现精湛的技能，是当代遗体整容工作者的责任。

　　遗体整容，也称遗体修复、遗体整形，通过对逝者遗容体貌的修复服务凸显人性尊严，是殡葬服务环节中的重要组成部分。与殡葬行业其他技术服务相比，遗体整容技术起步较晚，且涉及学科领域众多，包括人体美学、人体工学、人体解剖、测量学、艺术塑形、心理学、医学等，技术专业性较强，因而对于遗体整容师的专业素养和综合要求也相对较高。本书的定位是行业技术类书籍，旨在为遗体整容工作者提供必要的工作参考。我们相信，随着现代工艺的进步，遗体整容专业技术水平

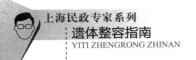

也将不断提高。

　　本书共分为五章二十三节，主要研究讨论遗体整体或局部整容化妆等实用技术的应用方法。第一章为遗体整容职业概述，主要讲述遗体整容职业沿革变迁、职业特性、职业场所和职业健康；第二章为必须掌握的人体知识，通过人体解剖学、人体测量方法、人体结构比例等揭示人体各部分形体结构上的知识；第三章为实用整容技术，分别讲述了常规整容、特殊整容、毛发制作、遗体本色化妆和遗体沐浴，理论与实际结合，并紧紧围绕实际操作技能主线，揭示遗体整容相关的操作原理与方法；第四章为塑形与模型制作，主要讲述遗体塑形、翻模工具与材料、模型翻制与铸模与硅胶模型后处理；第五章为3D打印科技的应用，讲述了3D打印技术在遗体整容中的应用、3D打印材料、计算机人体建模、3D打印技术工艺和模型后处理等内容。本书努力运用通俗易懂的语言和实际案例，详细阐述遗体整容从准备工作到完成效果的全部过程及各种有效途径。本书突出实用性，让使用者在需要查阅有关知识和技术时，随手翻来就能找到答案。

　　当然，假如你想成为一名优秀的遗体整容师，或者你想在技术上有所提高，最好的方法是结合书本所涉及的知识，在工作中予以实践。因为书本中所传授的仅仅是技术方法和部分的工作经验。你可以尝试按照书本里面的方法去创作自己的"作品"，既可以吸取他人的经验，也可以积累自己的经验，如果一名遗体整容师掌握了所有材料的特性，了解更多的操作方法，并且具有相当的实践经验，那还有什么是他不能做的呢？我相信，当一个人对自己问出第一个"为什么"的时候，他已经开始尝试一段不同的旅程。倘若有很多问题蜂拥而至，堆积在你的面前，没有头绪甚至找不到答案，而且随着你抽丝剥茧地深入，会牵引出更多的问题，相信我，这对你而言绝对是一件好事，你可以大胆地把问题提出来，向周围的人请教，总有人会给你一些答案，即便有些答案不够准确，但你也会从中获得一些启发。

　　我们通常会非常崇敬那些完美主义者，因为他们会追求一切的细节，直到尽善尽美。但事实上我们必须包容地看待身边所有的一切，在不断地总结中实现成长，践行初心。遗体整容并非一项简单的专业性工作，而是一份需要充满激情和温度的职业，不需要太多的天赋，简单而纯洁的热情与奉献精神会使得我们不断地前进。

编者

2019 年 7 月

CONTENTS

目　录

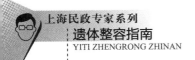

第一章
遗体整容职业概述

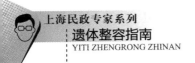
或许是出于好奇，又或许你也想成为一名业内人，当你翻开这本书的时候，你就进入了一个神秘而又古老的行业。在殡葬行业中对于尸体的处理属于"殓"的环节，而遗体整容又是殓尸环节的技术核心。专门负责这部分工作的从业人员，被称为"遗体整容化妆师"。即便是在这个行业中，也很少有人能够清楚地告诉你，遗体整容这个职业在发展过程中经历过什么。如果你想知道，可以简单地浏览一下相关内容，虽然与技术没有太多直接的关联，但它是遗体整容技术的重要组成部分。

第一节　沿革变迁

一、溯源

追溯历史，关于殓尸最早的文字记载始于秦代。在 1975 年湖北省云梦县睡虎地秦墓出土的《云梦秦简》中，有关于"隶臣"或者"隶妾"协助"令史"检查勘验、搬运尸体，脱穿尸体衣服的描述。"令史"是秦代负责尸体勘验的官员，而"隶臣""隶妾"就是奴隶，负责按照命令测量、搬运、处理尸体。在早期的奴隶制社会，奴隶大部分是战俘，所以被当作一种工具广泛使用，他们没有任何的社会地位和尊严。处置尸体是常人忌讳、避之不及的事情，所以都是由位卑秩下的官员和最低贱的奴隶来完成，这也是殓尸行业的早期形态。

唐朝是我国封建社会的鼎盛时期，各行各业依据内容，分门别类地具有了明确分工。由于殓尸的工作绝大部分与朝廷的司法制度相关，所以当时在对前朝历代封建法典进行汇编整理的时候，对于尸体处理人员明确了职务名称——"仵作"或"仵工"。仵作除了处理尸体之外，还需要根据验尸官的要求，协助检查勘验尸体，而仵工只是负责抬运、处理尸体。虽然二者在本质上没有什么区别，都只是作为一种劳动力在使用，但从字面上分析，仵作是一项明确的工作，而仵工只是一种劳作工具。这是在古代官制上的区分，民间则统称为"仵作"。

直到宋、元朝时期，仵作才作为古代验尸官的雏形被固定并发展起来，成为衙门的小吏。官制仵作可以享受俸禄，但仍然需要处理相关的殡葬事宜，只是这已经不是他们的主要工作内容。而民间的仵作则是以殓尸和主理丧葬事宜为主要的谋生手段，尸体的整个处理过程都由仵作完成，更有点像现代的入殓师。

这可以看出民间仵作与丧葬礼仪之间有着密切的联系。古时候的人，只要家里需要办理丧葬事务，第一时间都会去找仵作。久而久之仵作成了一种不可或缺的另类职业。由于仵作的工作内容涉及尸体，受到

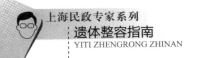

古代中国的封建思想影响，百姓对于从事这一行业的人的态度可以说是"鄙"而远之，这个行当没有多少人愿意去做，形成职业歧视。因为这一职业让人联想到的都是恐怖、腐烂、鬼怪等不祥之词，人们觉得他们的身上充满阴郁之气。所以，即便在丧葬礼仪中仵作必不可少，但仵作在古代中国的待遇以及社会地位非常卑微。在五代时期王仁裕的作品《玉堂闲话》中将从事殡葬行业的人员称为"仵作行人"。

民间的仵作行人为了谋生，在处理尸体的时候需要掌握许多技艺，其中最特别的就是缝补尸体。在古代封建社会里，战争和法制是导致死亡最多的两大因素，因为战乱或违反律例而被残肢、炮烙、腰斩、斩首、五马分尸而死的人不胜其数。面对这些肢体不全的尸体，仵作在处理的时候，就会想办法让其复原后才安葬。因为中国有"死者为大"的说法，相信人有轮回来世，有因果报应，所以仵作对尸体十分尊重。古时候有一种叫"炮烙"的刑罚，犯人被绑在一个铜柱上，下面用火烤，身上的皮肤被烫得血肉模糊。仵作会先用清水把尸体表面清洗干净，在胭脂中加入动物的脂肪混合涂抹在尸体表面，然后用麻布包扎好，穿上衣物，最后还要在原来的面部画上五官，再放入棺木入殓。再比如，被拦腰斩断或肢体残缺的尸体就比较麻烦，因为挣扎会导致脏器和鲜血喷溅在地上到处都是，要在地上铺好棉布然后放上一些土，将尸体放置在上面，把流出的脏器和血液都处理干净了，然后用棉花或稻草之类的东西填充进去，再用鲨鱼线缝好。所以民间对他们还有个称谓——"缝尸匠"。

仵作这个职业被列为古代最神秘的五大职业之一，因为缝尸匠在处理尸体时往往不允许外人在场，还需要举行许多仪式。例如，在开始前要先向尸体上三炷香，以示对亡者的敬意，香火熄灭则不宜开工，说明死者怨气太重。有的地方也会在缝补完的尸体上用朱砂画上一些特殊的符号等（在北方至今还保留这样的传统方式）。缝尸匠都是一脉单传，入行之人虽然孔武有力，但都是目不识丁，所传技艺也都是口口相传，所以相关的文献资料非常少。"仵作行人"可以说是现代"遗体整容化妆师"的前身。

二、革新

缝补与填充是最早被运用到遗体整容上的技术，就像太多的偶然一样，已经无从考证到底是谁先应用在遗体整容上的，但不可否认的是，这两项技术至今一直被使用着，特别是在因交通事故等意外死亡的遗体上尸体的缝补技术仍非常实用。当然遗体整容技术发展到现在，已经远远超出谋求"完整"的范畴。上海作为殡葬行业的前沿高地，更是做出了不少的贡献。

上海的遗体整容技术之所以在全国殡葬业中一路领跑，与这座城市的发展节奏、开放和包容的态度以及深厚的文化底蕴有着密切关联。

1843 年，上海开埠之后，虽然许多国外的殖民者在这个冒险家的乐园里疯狂地敛财，但同时他们也带来了国外先进的理念和科技。中国第一个现代医学整形外科出现在 1927 年的上海，由我国现代整形外科学之父——倪葆春建立并任整形外科主任，是中国现代整形外科学的最早开拓者。1948 年，在上海中山医院，美国哥伦比亚大学著名整形外科教授 J. Webster 开办了我国第一个整形外科学习班。遗体整容技术的变革从古至今与医学发展有密不可分的内在联系。医用解剖学剖析的人体结构在引领医学技术昌明的同时，也为遗体整容打开了一扇窗，让游离在尸体边缘的整容师冲破了古老的法印，客观真实地了解人体的结构。

近代的遗体整容技术就是建立在医学整形外科的基础之上由众多学科发展而来的。上海龙华殡仪馆在传统遗体整容技艺的基础上，于2000 年就运用骨骼固定复原方法进行全国首例遗体头颅整容手术，开创了以骨骼复原为整容基础的先河。2002 年，运用美学塑形技法，为遗体恢复局部器官，从而奠定了运用多种整形技法的基础，打破了遗体整容效果由平面到立体的技术瓶颈。由于遗体整容效果显著，相关的资料被民政部职业技能鉴定中心收录为专业培训教材，面向全国推广。虽然手术整形的方式仍为目前的主流，但对于通过手术方式简单地恢复外形，已经远远满足不了逝者家属的需求，他们更渴望的是遗体能够无限

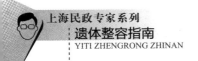
接近生前的状态。随着各类技术方法的完善，固定材料、注射材料、假体材料和器械的改进，以及数字化技术的应用，我们正在逐步实现各种曾经不可能完成的使命。

三、展望

殡葬行业的遗体整容技术起步较晚，但近20年来因科技、经济、文化的不断发展，殡葬行业的整容化妆技术也得到了快速提升。遗体整容化妆职业的产生是生活水平提高、科技发展、精神生活丰富的必然结果，人才队伍建设永远是技术发展的首要条件。

整容化妆师应该是一个充满激情（最单纯的那种激情）的职业。即便是没有什么天赋，也没有关系，因为在工作中你的激情会燃烧一切，让你彻底爱上这份职业。有激情的人懂得倾听和学习，会努力提高自己的工作水平；有激情的人会仔细阅读这本书的每一项，学习新的技术，获取每一点知识；有激情的人会在无数的凌晨入眠，只为了自己心中一个小小的疑问。

殡葬虽是一个比较传统的行业，但现代科学技术的应用也在不断地增加，如三维扫描、数字雕刻、3D建模打印技术等，正逐渐地被应用到传统的服务项目中。科技发展应用更需要人才队伍作为坚实的后盾。我们可以对未来殡葬发展畅想，随着5G网络时代的到来，人工智能在不久的将来一定会深入人们生活的方方面面，这其中殡葬业将是不可分割的一部分。未来的殡葬可能不再需要经历烦琐的程序，将会成为人们精神生活的一部分，逝者的影像及声音资料可能会转变成数字信息储存在每个人的能量手环中，一段语音、一个全息图像就能让你和已逝去的亲人无界限地重逢。对于肢体的残缺，通过激光扫描，计算机会自动生成整容方案，并通过仿真材料实现人体完整打印，向人们展示一具完整没有伤痕的遗体。

以上种种遐想，都有赖于科学技术的发展和人才队伍的建设储备。相信在不久的将来，整容化妆行业将具有驾驭高新科技的能力，让更多失去亲人的人得到安慰。

第二节 职业特性

很多人认为遗体整容师这个职业门槛很低，只要胆子大一点就可以从事，对于学历也没有什么要求，而且收入也不错，至少工作非常稳定。但是想要成为一名专业的遗体整容师真的那么容易吗？如果有人对你这样说，我们不需要去争辩什么，只需要礼貌地微笑，因为他真的对这个行业了解太少！遗体整容师是殡葬行业中最特别的群体，由于常年与尸体打交道，其职业的特性也非常鲜明，可以简单地归结为职业的"两高"，即高风险、高强度；技术的"三化"，即专业技能多元化、操作流程标准化、情感服务个性化。

一、职业的"两高"

1. 高风险

从工作内容上，主要存在两大类的风险，即安全健康风险和业务事故风险。遗体整容师的工作场所，都会存放大量因各种原因死亡的尸体，其中绝大部分是因疾病身故的。而尸体是微生物和各类细菌、病毒的主要寄居场所，接触的尸体中有90％以上都是致病细菌或病毒的携带者。翻开传染病史，从"非典"到埃博拉，这些灾难背后尸体的处理与病毒的传播有着密不可分的关联。因为长期从事重复的工作内容，遗体整容师经常会在工作中忽略安全防护，这样的疏忽往往需要付出生命的代价。在与尸体接触的每一秒钟都可以说是与微生物在进行一场无声的斗争。

除此之外，在进行尸体的处理过程中经常会使用各种化学试剂。有一些化学用品还含有一定的毒性，如：甲醛（$HCHO$），过氧乙酸（CH_3COOOH），苯（C_6H_6），氧化钙（CaO）等。同时工作中因为使用器械不当造成的损伤，就更容易将自己暴露在这些有害物质里。长期接触这些有害物质，慢慢地身体健康就会受到威胁，可能会出现慢性的中

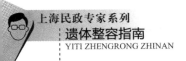
毒现象。

相比安全与健康的问题而言，更为严重的就是业务风险。每一具遗体牵动的是一个家族的情感，每一项服务承载的是逝者家属的信任与托付。殡葬行业中有"100 − 1 = 0"的说法，即在服务的主体部分以100视为满意，100以下视为不满意，而99也是100以下，也就是不满意，和0没有什么区别。虽然99和100之间只相差一丁点儿，而就是这么一丁点儿，也许就因为一个小小的细节，就从"满意"变成了"不满意"。作为特殊的服务行业，与遗体相关的任何事宜，哪怕是一个小小的细节发生了问题往往都会被无限放大，轻则经济赔偿，重则引起法律纠纷。每天面对上百具遗体，需要进行整理入殓，任何的工作疏忽或安全意识薄弱都可能会导致严重的后果。我们需要重新审视我们与服务对象之间的关系，以及在法律层面上赋予这个对行业的风险管控职责。

2. 高强度

迫于人们情感的接受度，目前国内对于尸体的处理大部分依赖于人力操作。这个职业女性从业者非常少，以膀大腰圆、体格健壮的男性为主。长期以来这已经成为入职重要的客观条件之一。不可否认，相同重量的尸体和物体，在移动或搬运的过程中，对于肌体的体能和要求是不一样的。以上海龙华殡仪馆为例，据相关数据显示：男性遗体的体重平均为 75 kg，女性为 65 kg，一具正常平均体重的遗体（部分遗体会超出这个平均值）"走"完全部的作业流程，包括更衣、化妆、入殓，至少需要被移动 5 次。平均每增加一个服务项目，如沐浴、防腐、整容等就要增加 2 次的移动频率。以更衣为例，以每人每天作业 25 具遗体计，在更衣的过程中，遗体因作业需要而被改变姿势的操作不少于 3 次，也就是说仅更衣一个环节，每组工作人员（2 人）在完成每天的工作任务中，需要进行力量型肢体动作达到 75 次之多。我们将这些数据串联起来，就能得到一个惊人的数值，仅更衣一个环节，平均每人每天抬起尸体（以男性尸体为例）的重量总和为 2 812.5 kg。这是一个什么概念呢？我们用一组数据进行对比：一名职业运动员的力量训练，每周需要进行 3 次，体测要求是深蹲 100 kg 15 个，卧推 80 kg 15 个。如果仅从数值上看的话，基本上已经达到了一名职业运动员的测试强度了。虽然姿势标准和动作幅度要求有差异，但仅从工作的体能要求上，对于遗体整容师的要求还是非常高的。1998年，上海极端高温40余天，全市死亡人数陡增，仅龙华殡仪馆每天就要接、运近500具遗体，单日最高业务量达到276具，打破历年来的业务记录，122个存放遗体的冰格全部放满。为了确保遗体质量不发生变化，全组人员白天要进行正常的更衣、化妆、入殓服务，晚上还要继续加班，为遗体进行防腐操作，每天持续工作时间超过16小时。遗体整容师的劳动需要付出强大的劳动力，许多业内的从业者在不同程度上都患有腰肌损伤、骨骼变形等隐性的职业病。

工作时间久是这个职业的另一个常态，一具非正常死亡遗体的整容手术更是超长时的劳动付出。普通的整容手术耗时一般在3—5小时，而如果遇到特殊情况约需15—18小时，往往这种类型的手术需要整容师夜以继日地连续作战。

二、职业的"三化"

1. 技能多元化

所谓"3年无外行，30年无内行"。此话颇有深意，可以说是对一名遗体整容师的真实写照。

从尸体处理的工作角度而言，3年的时间，足以让一个外行新手，成为一个业内的熟练工。事实上也确实如此，更衣、化妆、清洁、沐浴在这些服务项目中，以体力劳动的成分居多，只要你有足够的胆量，也能成为行业内的一名"老师傅"。然而，要想将这份职业做精、做实，确实需要花费巨大的精力和时间。

从技术角度出发，遗体整容技术与许多行业知识和技能是有交集的。它的专业属性具有更多的包容性和多元化。一名遗体整容师需要了解人体的结构，需要明确家属需求，需要懂得悲伤心理，需要掌握应用材料，等等。可以这样说，少有一个行业像遗体整容具有这种多样性和专业化的丰富知识。而遗体整容师专业技能是在以这些学科为基础的模

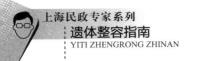
式上建立起来的。每个行业的专业知识都是一个独立的体系，从业者要做的是取其精华，适者为用，建立起属于自己的技能体系。

遗体整容仅从工作内容上很难进行划分，从为遗体更衣到整容化妆，再到装棺入殓，全部过程都需要从业者全程参与。作为一名专业的遗体整容师，除了对这份职业充满敬畏之心以外，还需要具有真诚的求知欲，以及涉猎与专业技术相关知识学科的冲动，比如解剖学、人体美学、应用材料学等相关学科，要懂得工具的使用和工作流程，清楚化妆品及其成分，做到了然于胸。还需要通过在操作实践中不断地总结经验，将实践经验和数据基础作为理论依据的支撑，再将理论应用到新的实践操作中加以印证，直到自己的工作能够呈现完美的效果。

2. 流程标准化

古人治丧始于周礼，传统的丧葬习俗对于死亡有一套非常完整的执行步骤。从更衣、沐浴、装饰、入殓、出殡、下葬、祭祀，每一个环节都是以逝者为尊。这其中既包括了古人的礼仪教化，又隐含着深厚的文化底蕴，当然也有一部分属于封建迷信。但这并不重要，重要的是被我们称为习俗的礼教，已经深深地扎根在每一个国人的心底深处，影响深远。这些古礼可以把它看作是一种标准，作为一种约定被所有人接受并遵循着。

丧葬习俗和古礼的形式表明了标准化在职业中的重要作用，以最优的流程获得最佳的效果。鉴于遗体整容职业的高危险性，如果从业人员只重效果，而忽视流程，会造成业务事故或健康伤害，甚至更加严重的后果。例如，如果在工作中不注重自我保护，为了贪图方便，徒手为逝者更衣，之后仅使用药皂进行清洁和消毒，就会给身边的工作伙伴及家人带来很大的健康安全隐患。遗体整容职业内容错综复杂，整容师一直以来沿用师徒制，每一位整容师由于操作习惯差异较大，以及对于整容追求的效果不同，所以在实际操作过程中无法统一标准，这是长久以来的现象。如果你是一个刚入行的新人，对相同的服务，每个师傅教授的方法也不会相同，有的注重效果，有的注重便捷，更有的以效率优先。

近年来殡葬行业开始注重标准化的建设。通过现场调研和实践，分析制定和出台了许多与职业相关的标准化制度。从个人防护的规范要求到细致明确的服务闭环，从局域网络的信息安全到有害废弃物的安全处置等，每一项服务环节都逐渐地被规范起来。当一项职业技术要求较强的工作被分解成若干可以量化的数字指标后，工作就会变得一目了然。即便是像遗体整容这样错综复杂的工作内容，在进入了标准化的序列后，也会变得像人体结构那样层次分明。职业标准化是将职业内容规范，服务意识统一，减少流程的复杂多样性，并且减少和预防在操作中存在的各种复杂的安全问题。而这些作业标准是几代殡葬人在实践中积累的经验结晶，能够最大程度上确保操作的效果和自我的防护。

3. 服务个性化

在服务前我们应尽可能地向逝者家属了解关于逝者更多、更详尽的信息，如身高、体重等生理数据，生活习惯以及体貌特征等，为制定完整的整容方案做充分的准备。其次还需要了解逝者家属明确的需求。由于大多数的家属通常无法清晰描述自己的需求，可以选择用询问的方式进行引导，将需要获取的信息部分隐含在问题中，最终通过整理表达给对方让其确认。对于服务的宗旨、目的、时间、材质以及效果，尽可能地让家属明确，以求彼此能够达到最大限度的共识，确保整容化妆手术能够顺利完成。在具体的操作中，每一位逝者的情况都不尽相同，如何使其家属的需求、遗体的情况以及最终的效果达到完美的统一，这需要从业者具有超强的分析判断能力、扎实的业务基础、深厚的专业技能，对悲伤心理也要有一定程度的了解。

遗体整容就是利用技术优势，在行业中体现核心竞争力的具体表现。针对特殊遗体的整容服务，就是围绕家属需求为中心，从技术角度的客观实际出发，提供针对性的服务。生死乃人生大事，每一场丧礼都是亲友为逝者尽最后一次心意的机会，逝者的最后容颜永远留在亲友的记忆中，因此更需重视遗体对其亲属及社会所带来的终极意义。尽管躯体会随着死亡腐朽，但人们总希望留存在回忆里的是完美的，遗体整容就是运用专业整形化妆技术，结合美学概念与遗体整容的实务经验，让遗体享有人性化的处理，从而达到"善吾生，善吾死"的善终功能。

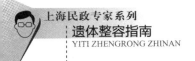

第三节　职业场所

殡仪馆中用于为遗体服务的场所或空间通常被称为"化妆室"或者"化妆间"，之所以有这样的称谓应该是源于遗体服务的最初需求。如今随着遗体服务的发展，需求已经远不止于此，所以应是包含了遗体的清洁、消毒、冷藏、保存、防腐、整容、化妆等功能于一体的综合服务场所，但这个称谓还是一直被沿用至今。化妆室根据殡仪馆的实际情况配置场地和硬件。由于其特殊性，在殡仪馆中属于一个相对独立的服务单元。在整体规划布局中，既要考虑外部的总体流程，又要符合内部服务动线。布局设计需要从功能性、适用性、便捷性、安全性等各方面的因素综合考量。

一、化妆室的位置

全国大多数殡仪馆的化妆室都与火化车间相连，在线性服务流中处于殡仪馆的末端，这种设计缺乏科学性与合理性。从服务流程角度来说，遗体服务属于礼仪服务的技术后台，考虑到技术支持和服务效率，缩短横向、纵向服务距离和避免服务流程交叉，位置布局上应毗邻告别礼厅区，外接遗体运输区的核心位置。从安全与健康角度来说，火化时的烟气会对周边环境及空气造成污染，而化妆室对于新风交换具有一定的要求。化妆室与火化车间相邻，形成冰火"两重天"，对于遗体保存也不利，更会造成过多的能耗浪费。所以化妆室地理位置应该与礼仪服务区尽可能以平行或垂直布局为主，同时，作为殡仪服务主要场所，自然处于殡仪馆的正中核心位置。每一个殡仪馆都应该根据自己的实际情况，从建筑成本、施工难度、周转体量等方面进行总体规划。

二、化妆室设计原则

1. 安全性原则

化妆室集中存放遗体，是围绕遗体保存开展一系列技术服务的场所。化妆室在设计上首要任务就是注重安全性原则。根据安全需求、安全目标、安全机制以及安全服务等因素综合考虑可实施性、可扩展性、综合完备性、系统均衡性等方面要求，同时在建筑结构上要考虑防火、防水、防盗、防害等功能部署。

2. 独立性原则

化妆室的独立性主要源于遗体服务的职业危害特性与安全卫生考虑，以及利于节能减排的能源优化配置。化妆室的隔离能够更加有效地形成微小工作环境，有利于温湿度控制和致病菌的消毒与管控。独立设置供电系统、新风系统、制冷系统、污水循环系统等硬件设施，每一个区域都尽量功能明确，做到功能不重叠，不干扰。遗体整容化妆师和遗体运输人员应该设有各自职能区域范围，避免有害物和病菌传播。

3. 功能性原则

遗体服务的综合性较强，服务项目包括冷藏服务、防腐服务、整容服务、化妆服务、更衣服务、沐浴服务等等。不同服务对于环境和硬件设备的要求也不相同，化妆室设计需要满足各项遗体服务要求，同时需要充分地考虑对于硬件环境以及设备设施各项功能性的完善和扩展升级空间的预留。

4. 人性化原则

建筑环境应注重视觉图案与色彩的运用，降低员工在工作场所的心理压力。对于长期和反复操作环节，设备设施设计采用人体工程学原理，减少职业劳动伤害，降低劳动强度。在强调大环境庄严肃穆的同时，环境细节、建筑细部、景观配置上注重人性化设计，通过环境的营造，在庄严中透出亲切感，弱化化妆间对员工心理的影响。

5. 舒适性原则

注重工作环境的舒适感，树立"以人为本"的指导思想，追求高效

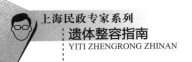

节约，不以牺牲员工的健康和舒适性为建设代价。首先，要满足人体舒适性，例如有适宜的温度、湿度。其次，要有益于人的身心健康，如有充足的日照以实现杀菌消毒，有良好的通风以获得高品质的新鲜空气，以及室内装饰材料无辐射、无污染等。

6. 经济性原则

经济性原则是指，整个设计中应考虑物资损耗、能源利用、节能环保、循环使用等，位置应该合理，不应采取奢华、铺张浪费的做法。室外地板颜色平淡干净，不应有过多的纹理和图案，避免造成视觉上的不和谐。此外，尽可能使用性价比高的材料，一方面是出于设计成本的考虑，另一方面也是为建造及装修成本考虑。但基于化妆室的重要性，该有的东西一定要有，切不可偷工减料。

7. 匹配建筑类型原则

因为殡仪馆是一种特殊用途的建筑，属于纪念死亡的纪念性建筑，因此，应该使建筑的整体风格偏向于安宁，切勿过于标新立异。对于国外灵堂的借鉴也应该点到为止，切不可生搬硬套，让建筑从功能、空间上给人的感受符合人们对于殡仪建筑的心理预期。对比国内外对于灵堂设计的创意以及对于遗体整容行业的重视程度后发现，由于我们的需求更少，所以对于这个行业的态度更多体现在流程，当然，不仅建筑风格要与对亲人的哀思匹配，工作人员的情绪也应与建筑风格相匹配。

三、化妆室设计要求

化妆室的区域布局设计，要根据各功能区域工作职能及工作流程进行划分，以功能区域为中心配置相应的辅助设施和设备，并根据工作流程进行动线设计，避免交叉或逆流等容易形成业务差错的情况。每一个功能区域中所涉及的相关环境空间和设施设备要求，以国家或行业规范标准为设计基准。

1. 外部通道设计

整个化妆室通道至少要有5个，分别是遗体入口与出口，人员入口与出口，以及物料废弃物通道。遗体进入化妆室的入口与遗体运输部门相连，而出口与礼厅交接的地方相通。此外，员工也必须有专属通道进出工作区域，并且在通道中要设置独立的清洁隔离室，与工作区域隔开，最大程度确保化妆室工作区域的密封性。最后要确保有物资运输专用通道，因为环境要求不同，物料与废弃物必须分别使用不同的通道。

2. 内部区域设计

化妆室内部区域按照不同的环境级别分为高污染区、低污染区、无污染区。从高污染区到无污染区要符合单向工作流程顺序布局，用隔墙把它们分隔开。每个区域按照功能作用、设备情况和遗体数量来分配房间使用数量。

（1）高污染区的设计

高污染区主要作用是遗体清洁消毒和防腐保存，可配置清洗消毒室、防腐室、整容室、冷藏室、解冻室、物料室、辅助用房等，实用面积大小可参照平均遗体操作数量 1∶1.5 的比例划分。例如，防腐室平均可操作 10 具遗体，就需要保留 15 具遗体的操作空间。房间高度以2.8—3 m 为宜，这是除去吊顶之后的净尺寸，这个高度可以形成好的新风循环。

表 1.1　高污染区常用工作区域划分

区　域	房间类型	数　量	面　积	层　高	用　　途
高污染	清洁消毒	1 人	25—30 m²	3 m	专用遗体清洁消毒
	防腐室	1—2 人	25 m²	3 m	遗体化学防腐
	整容室	1—2 人	25 m²	3 m	特殊遗体整容
	冷藏室	3—4 人	100 m²	3.5 m	遗体冷藏、冷冻保存
	解冻室	1—2 人	25 m²	2.8 m	遗体解冻
	物料室	1 人	30 m²	2.8 m	物资、物料储备
洁净区	辅助用房	1 人	15 m²	2.8 m	信息输入登记

高污染区内的各个功能用房由一条单向过道串联起来，走廊宽度不小于 2.5 m，便于尸床运输遗体。每个房间设置唯一出入口，门的净宽

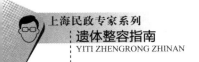
不小于 1.8 m，便于尸床进出。出于安全考虑，可以设置感应或密码门禁。地面平整、无高地落差，材质采用坚硬、防滑、易洗刷的材料，具有耐腐蚀、耐酸碱、耐化学药剂的特性，可选用聚氨酯涂料或树脂类板材，以整体少接缝和花纹为宜。在近墙角处可设置地漏，利于污水排出，排水孔要有盖子。墙面与屋顶、地面的夹角，以及墙面夹角应制作成斜体 ≥ 50 mm 的圆角，不易集尘，便于清洁。

（2）低污染区的设计

低污染区内根据服务流程配置依次为遗体存放室、更衣室、物料室、辅助用房等。功能用房集中在中间，按照使用面积需求用隔墙分隔开，两侧设置双向过道，走廊宽度统一为 2.5 m。功能房间不设常开门，配置电子门禁，室内温度保持在 24 ℃—26 ℃，湿度保持 50％ 为宜。用于遗体更衣沐浴的房间要配置进出水管道，以及足够的电源和照明。物料储存有自动货架，实现空间利用最优化。

表 1.2　低污染区常用工作区域划分

区　域	房间分类	数　量	面　积	层　高	用　　途
低污染	存放室	1—3 间	150 m²	3 m	存放大殓三天的遗体
	更衣室	3—4 间	20 m²	2.8 m	独立遗体更衣
	物料室	1—3 间	100 m²	2.8 m	入殓辅助器材
洁净区	辅助用房	1 间	15 m²	2.8 m	信息输入登记

（3）无污染区设计

无污染区分为遗体化妆室、出厅准备室、物料室等。

这个区域主要是为遗体化妆和出厅前准备，室内温度应保持在 24 ℃—26 ℃，结构上要考虑遗体流转的便捷性。根据工作量对室内化妆区进行分隔。化妆区注重灯光布置，并区分照明灯和效果灯。沿化妆区设置多通道，能够快速地让遗体分流。物料室配置多功能货架，有效地利用存储空间。配置多个出厅准备室，按照流量班次设计区域面积。并且每个区域通过电子门禁分隔，避免业务逆流。

表 1.3　无污染区常用工作区域划分

区　　域	房间分类	数　量	面　　积	层　高	用　　途
无污染	化妆室	1 间	150 m²	3 m	遗体化妆
	准备室	3—4 间	40 m²	2.8 m	遗体入殓检查整理
	物料室	1 间	30 m²	2.8 m	工具材料存放
洁净区	辅助用房	1 间	15 m²	2.8 m	信息输入登记

这里所列各个区域是从服务的功能性出发进行设计的，数量、空间、面积是依据年殡殓服务量 1 万具左右的殡仪馆设置的参考值，在具体设计时还应根据殡仪服务场所实际的服务量进行设计。如果殡仪馆服务量比较少，总体空间上也相对较小，那么对于部分功能区域可以在空间上进行合并，比如整容室和化妆室，但是不应减少它的功能性。

四、五大系统

1. 给排水系统

殡仪馆化妆室分项给水量应达到《建筑给水排水设计规范》的规定。遗体服务过程污水排放比一般生活污水排放要复杂得多，由不同服务项目所产生的污水情况也各不相同，如遗体沐浴用水、防腐用水、腹水、洗涤水、消毒水等。尤其是高污染区主要污染物有病原性微生物，有毒有害污染物，具有空间传染、急性传染和潜伏性传染等特征，不经过处理会严重污染环境。所以化妆室排放污水必须进行分级消毒处理，达到安全标准才能排放。排污管道必须与其他生活污水分开，独立铺设管道、排污设施，如专用蓄水池、消毒池、净化池等必须与主体工程同时设计、同时施工、同时投入使用，处理设施还应与操作服务区域保持一定距离，并采取防止臭气扩散、污染环境的措施。

2. 空气净化系统

考虑空气净化消毒的需求而设计的空气消毒净化的新风系统，必须根据不同的功能区域，如高污染区、低污染区、无污染区，进行区域化设计，保持区域的相对独立性。在提供遗体服务的不同环节造成空气的污染程度是不一样的，例如防腐室中有使用防腐剂挥发的有毒化学气体和遗体变化产生的腐败气体等，长期暴露在这样的作业环境下，会危害身体健康。根据流程和操作的科学性进行设计，新风系统的空气流向应该使用单向正压流，即操作室有毒气体和污浊空气由下排出，屋顶进风口输入消毒后的新鲜空气；污浊空气的抽风排气口应设计在 1 m 以下的位置，而不能使用地送风系统和顶排风系统，这也是出于保障操作人员健康的角度考虑，让污浊的空气往下走。

3．照明系统

化妆室照明从大的方面分为两种，一种是以防腐、整容、化妆等遗体服务为中心的、考虑作业要求要素较多的照明；另一种是员工休息、物料存放等以员工为中心的、考虑生活要素较多的照明。在设计时要将光源、光通量、发光强度、照度、亮度等因素与一体服务的实际功能需求相结合。例如，采光窗户高度应设计在 2 m 以上，常人目视范围是无法看到操作区域的，既保证操作区的隐蔽性，又保证采光效果。

表 1.4　各类区域照明系统设计

功能场所	数量参考平面及高度	照度标准值（lx）	UGR	Ra	备注
消毒室	0.75 m 水平面	300	19	80	
防腐室	实际工作面	500	19	80	可增加局部照明
整形室	实际工作面	750	19	90	可增加局部照明
冷藏室	地面	200	19	80	
恒温室	0.75 m 水平面	200	19	80	
化妆室	实际工作面	500	19	90	可增加局部照明
解冻室	0.75 m 水平面	200	19	80	
沐浴室	实际工作面	400	19	80	可增加局部照明
物料室	0.75 m 水平面	200	19	80	
走道	地面	200	—	—	
二次更衣室	0.75 m 水平面	200	—	—	

在《室内工作场所照明》要求中，普通走道的照度标准值为100 lx，遗体服务区的走道照度标准值建议为200 lx上下。因为遗体服务区域的内部走道通常情况下没有外围采光，加之遗体服务区给人的感觉总是阴冷的，而工作人员要长时间在这个区域范围内活动，所以从心理学和视觉照明环境的角度来说，提高照度值是避免视觉上的阴冷给员工身心带来的影响最直接的一种方法。由于长期防腐操作需要进行血管剥离手术，面部修复整容需要进行面部整形手术等精细操作，所以防腐室、化妆室、整容室的照度标准要求比恒温室、解冻室、冷藏室等要高。其中化妆对于色彩的辨识度有要求，所以在进行照明设计时 Ra（显色指数）要略高些。

表 1.5　各类光源显色指数

光　　源	显色指数
白炽灯	97
氙灯	95—97
荧光灯	55—85
金属卤化物灯	53—72
高压汞灯	22—51
高压钠灯	21

注：只有在白光下才会显示其本色。规定日光的显色指数为100，其他光源的显色指数都小于100，显色指数越小显色性越差。

就工作效率而言，同一条件下照度越大越好，适当提高照度，不仅能减少视力疲劳，而且能提高生产率；但照度越大能耗就越多，所以整容室、防腐室等是通过在基本照度标准的基础上增加局部照明来提高照度。分电路设计，局部照明根据需求使用，这符合经济的可行性和技术的合理性。

4. 温湿度调节系统

通过智能的温湿度调节系统，将温湿度根据不同的区域功能要求设

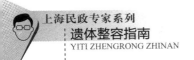

定不同的范围值。主要包含 3 个区间，一是用于存放遗体的恒温室、冷藏室，遗体保存环境对于温度湿度的波动范围要求严格，在选择时需要依据其面积、层高、初始湿度值、目标湿度值、室内密闭程度、散湿源、单位时间除湿量/加湿量以及制冷量/制热量等关键参数进行恒温恒湿系统综合选型匹配。通过微电脑的控制和温湿度数据的采集，配以人工对遗体的观察识别，能够更加准确地判别遗体保存质量和腐败发展进程。二是消毒室、防腐室、沐浴室等进行遗体服务的操作区域，遗体会有短暂的停留，工作人员也会长时间处于这个环境里，所以这个区间的温度与湿度需要兼顾遗体的保存和操作人员身体的舒适度。三是员工休息室、二次更衣室等考虑人体的舒适度为主的区域。

目前大多数人包括部分殡葬从业者还存在这样一个误区，觉得化妆室就应该是低温的，温度越低越好。这个角度仅是从遗体存放的物理空间来考虑，就把整个化妆室设计成一个大冰库。事实上除了一些固定的停放空间外，大部分操作区域和过道空间只用于遗体临时停放，但从业人员却是要长时间地处于这个作业环境里的。人是恒温动物，环境温度变化时，人需要通过生理调节或行为调节来维持体温正常。人对环境温度的感觉分为五个区域：不舒适热区、热湿区、舒适区、寒战区、不舒适冷区。低温环境会引起人体全身过冷或局部过冷，而人通过生理调节来维持体温的能力是有限的。长期在低温高湿环境中作业，会发生肌肉痛、神经痛等病症，久而久之形成职业病。所以，在进行温湿度调节系统的设计时既要考虑遗体保存的需求，也要考虑操作人员的身体健康。

5. 消防系统

殡仪馆作为公共服务场所，化妆室的消防设施设计必须要达到《建筑设计防火规范》的要求，内部应设有消火栓给水系统、手提式气体灭火器及感烟探测器、自动火灾报警系统、防火隔断、防火门、疏散标志、应急灯等。自动喷水灭火喷头不要安装在操作台面正上方。根据存储危险品火灾危险性特征，将浴巾、棉花等普通物料与酒精、汽油、防腐剂等易燃化学品分类存储。

第四节　职业健康

　　遗体整容环境中对人体产生危害的主要有三种情况：一是集中大量存放的尸体会释放腐败气体，其中除含有氧气、氮气、氢气、二氧化碳、甲烷外，还含有氨和硫化氢等具有刺激性气味的有毒有害气体。同时，大量用于遗体防腐、整形操作的化学用品，本身就具有一定的挥发性。各种混合气体充满整个工作环境，对人体的呼吸系统造成一定的危害。二是遗体清洗时，操作工具及场所的消毒清洁过程中会产生大量的废水废弃物，这其中包含遗体的体液，防腐、整容、化妆的工具，遗体携带物品，遗体运载工具，遗体存放环境等残留和黏附的致病微生物。三是与遗体接触过的具有高污染性的固体废弃物。如不做好殡葬环境保护、卫生防护和安全防护，势必给殡葬职工自身、送葬人员和社会公众的健康带来较大的影响，故必须做好遗体防腐、整形、化妆各个环节的环保、卫生和安全防护工作。遗体整容的环境与卫生不仅对遗体整容师的健康有直接影响，而且对其他人员的健康亦有很大影响。不同的环境会对员工的身心健康产生完全不同的影响结果，不良的环境卫生条件所形成的各种恶性刺激，如寒冷、炎热、潮湿、阴暗，空气污浊并含有有害物质，以及嘈杂混乱等长期作用于机体，中枢神经系统可能发生异常变化，影响全身各系统的生理功能，降低全身的抵抗力，损害人体健康，甚至导致发病率的增加。而冬暖夏凉、光线充足、空气清洁、安静整洁的工作环境，能使中枢神经系统处于正常状态，提高各系统的生理功能，增强抵抗疾病的能力，从而降低患病率。因此，必须注重和优化整形、防腐工作的环境与卫生条件。

一、化妆室的环境保护

1. 通风换气

室内空气污染是呼吸道传染病传播的重要原因。室内病原微生物主

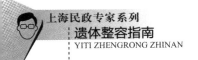
要来源于患有传染性疾病遗体的分泌物、排泄物、伤口感染物、被污染的遗体衣物等。在整容化妆工作中通过与遗体接触，移动遗体，为遗体穿脱衣服等，使病原微生物播散并附着于尘埃，从而污染空气。

被污染尘埃中较大颗粒可落到地面。通过不适当的清扫、通风或过多人员走动又可发生移动与散布。直径在 1 μm 以下的微尘可较长时间悬浮于空气中。人们在咳嗽与打喷嚏时可有成百万个细小飞沫喷出，较小的飞沫喷出后迅速蒸发而形成"飞沫核"，往往较长期地悬浮于空气中，随气流移动。而吸附在飞沫及飞沫核上的微生物，即可迅速扩散到整个房间，通过呼吸被吸入体内，从而引起疾病。此外，遗体腐败会产生很多有害物质，如硫化氢、氨、硫醇、硫醚等，污染室内空气，影响人体健康。

通过空气传播的疾病，有很多是由病毒所引起。病毒是一类比细菌更微小、结构比细菌更为简单的微生物。其大小通常用 nm 作单位，一般为 10—300 nm。各种病毒之间大小悬殊，其形态绝大多数需在电子显微镜下才能看到。病毒由核心部分（核酸）和外壳部分（蛋白质）所组成，有核酸 DNA 和核糖核酸 RNA 两种。每种病毒仅有其中一种核酸，核酸的作用在于决定病毒的感染、复制和遗传。外壳部分又称为衣壳，主要是保护核酸免遭核酸酶的破坏。有些病毒衣壳外还有一层含类脂的囊膜，它与传染性有关。囊膜一旦遭到破坏，病毒可丧失侵入宿主细胞的能力，从而失去其传染性。病毒对宿主易感细胞的作用，随病毒不同而异。致病作用主要有以下几方面：第一，病毒体本身的致病作用，主要是由于病毒在宿主细胞内迅速而大量繁殖，干扰和破坏了宿主细胞的正常代谢而致细胞病损，或导致细胞裂解死亡。而病毒则自细胞中全部释出，再感染新的细胞。第二，病毒感染细胞后，在细胞内繁殖，细胞的 DNA 与宿主细胞的 DNA 整合在一起，引起易感细胞的染色体畸形变异，再随细胞分裂进入子代细胞引起疾病。通过空气传播的主要疾病有流行性感冒、麻疹、结核病、流行性腮腺炎、流行性脑脊髓膜炎、白喉等传染病。加强化妆室中通风换气措施，使室外新鲜空气替代室内污浊空气，是控制空气中细菌、病毒来源的重要途径。

防止细菌、病毒传播的方法有：①在清晨敞开窗户使空气对流，这是最简单的通风换气方法；②安装排气风扇；③配置空气调节设备，将室外新鲜空气经过滤器输入室内，每5—10 min即可完全更换室内空气。

2. 污水处理

在遗体整容化妆过程中产生的废水有时带有多种病原微生物，如细菌、病毒、寄生虫等。排放未经处理的污水，势必造成环境污染，影响人体健康，故污染废水须经消毒处理后才可排放。处理废水有物理法、化学法、生物法等多种方法。物理法是利用物理作用分离水中的悬浮物，有沉淀、气浮、筛网过滤、蒸发浓缩等方法。化学法是利用化学反应处理废水中的溶解物或胶体物质，如中和、消毒处理等方法。生物法是利用微生物的作用处理废水，主要是除去废水中的胶体及溶解的有机物。但在整容化妆废水处理中，主要使用化学法杀灭病原微生物，然后再用生物氧化法进一步处理废水。化学法消毒是在废水中投加各种消毒剂，如漂白粉、漂粉精、氯胺、次氯酸钠等。这些药物的杀菌能力强，价格便宜，消毒时间短，并能保持一定的持续杀菌能力。

氯化消毒的杀菌原理：氯的化合物投加在水中后很快溶于水，并水解生成次氯酸。次氯酸具有较强的渗入细胞壁杀灭细菌的能力。还有强氧化剂，能使细胞中的磷酸丙酮脱氢酶中的巯基被氧化破坏，使细菌失去对葡萄糖吸收的能力，因而引起细菌的死亡。

整容化妆废水应与生活污水分别排放，废水通过专用排水管道排入废水沉淀调节池，通过沉淀除去沉渣及悬浮物。经过预处理的废水在进入消毒池前进行加氯。加氯后的废水进入消毒池。为保证消毒效果，应在消毒池中设置挡板，以便水流顺利排出，并保证废水在加氯后能与氯接触1—1.5 h以上。为此，消毒池的容量最小应为最大废水排放量排级2 h的容量，使废水在消毒池中能停留2 h。对于废水沉淀池和消毒池等处理建筑物的设计应采取防腐蚀、防渗漏措施，安全耐用，处理操作方便，便于消毒和清理，既确保处理效果，也有利于操作人员的劳动保护。

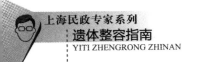

整容化妆废水的简化处理，是在工作室附近设置一个专用沉淀蓄水池，其面积一般为 1.5 m×2 m，深 1.5 m。其一端离池底 30 cm 处装一个出水开关，出水开关管口直径以不小于 15 cm 为宜，有专用排水管道通入其中。

每天整容化妆工作结束后，按实际需要在蓄水池中加入一定量的液氯或漂白粉消毒剂，经一定时间（8—24 h）消毒处理后再排入普通的下水道。

3. 固体废物处理

整容化妆产生的各种固体污染废弃物，如逝者的头发、胡须，洗擦遗体眼、鼻、口等处的棉花球，洗涤遗体的用具，被遗体血液、粪便等污染的敷料及整形过程中的废弃物，应注意收集，不可乱扔乱放，最后采用焚烧处理。

（1）焚烧

炭疽、霍乱等传染病逝者衣物原则上一律焚烧，普通病亡逝者的衣物换下装入塑料袋内密封放入焚烧炉焚烧，这是最简单彻底的消毒处理方法，应首选。虽为传染病死亡，但衣物特殊，有保存价值或丧属不同意焚烧，可采用消毒处理。

在处理时，如衣物上有明显的血、脓、分泌物等污物时，应先用消毒液擦拭后再进行各种消毒处理，应根据衣物的质料或颜色，选择对其无损坏的方法。

（2）日光消毒

在直射阳光下曝晒 3—6 h，即可达到消毒目的，适于抵抗力较弱的病菌，即非传染病死者衣物。消毒时应经常翻动，以便受到均匀照射。

（3）煮沸消毒

对耐热、耐湿等棉织衣物，可在 0.5％肥皂液中浸透后，煮沸 20—30 min。注意水要浸没衣物，并经常搅动。

（4）压力蒸汽消毒

耐热、耐湿衣物可装于布袋中放入蒸汽灭菌器内，在 121 ℃下消毒

20—30 min。注意布袋包体积不应超过 30 cm×30 cm×25 cm，每袋重量不超过 15 kg。

（5）化学消毒剂浸泡消毒

将衣物浸没于消毒剂溶液，作用一定时间后，取出，用清水漂洗干净，晾干。可采用下列消毒剂：

① 0.04％过氧乙酸溶液浸泡 2 h 或 0.2％过氧乙酸溶液浸泡 30 min。

② 有效碘 250—500 mg/L，碘伏溶液浸泡 30—60 min。

③ 500 mg/L 有效氯的含氯消毒液浸泡 30 min。

（6）熏蒸消毒

对不能煮沸浸泡的毛织品、皮毛制品等可用过氧乙酸熏蒸消毒。过氧乙酸熏蒸：用量 3 g/m³，20 ℃作用 60 min，如温度低可加热升高温度。也可用 0.2％过氧乙酸均匀喷雾在衣物上，折叠放置数小时，再晾干。

4. 环境卫生

整容化妆的操作过程，必须保证整容化妆的质量要求，但同时又要保护遗体整容师的身心健康，使他们能够达到：保护身体各系统的机能经常处于正常状态；提高机体抵抗力和免疫力；控制疾病的传播机会；提高工作效率。为达到要求，化妆整容操作室的环境与卫生要求是：

（1）适宜的微小气候

微小气候是由于室内周围结构作用，如墙壁、屋顶、门窗和地面等，形成与室外不同的室内气候，称为室内微小气候。室内微小气候主要由气温、湿度、气流和辐射四要素组成。

室内微小气候对机体的直接作用是影响体温调节机能。良好的微小气候可使人体体温调节机能处于正常状态，从而改善温热感觉，有利于工作效率提高和体力的恢复。反之，则会降低各系统的抵抗力，增加发病率。

微小气候的四个要素：

① 气温。对人体的热调节起着主要作用。在温度升高时，抗体

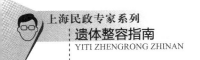

皮肤毛细血管首先扩张，皮肤温度升高，通过辐射和传导对流增加散热。

②湿度。对人体的热平衡和温热感有重大作用。在高温时，机体主要依靠蒸发散热来维持热平衡，湿度增高将妨碍汗液蒸发，使汗液大滴落下，引起热平衡破坏，导致人的体温增高和脉搏加快。低温时，高湿可加速肌体散热，使人体更感寒冷，导致毛细血管收缩，组织细胞内血液循环和代谢发生障碍而发生冻伤。

③风速。在不同季节对人体有着不同的影响。夏季空气流动可促进机体散热，可使人体感到舒适。但当外界气温高于人体体温时，空气流通会促使人体从外界吸收更多热量，破坏机体的热平衡。而冬季空气流通会增加机体散热而感到寒冷。

④辐射。包括太阳热辐射和人体向外界环境的热辐射。热辐射总是由高温物体向低温物体辐射散热。当周围墙壁温度比人体皮肤温度高时，热流从周围墙壁向人体辐射，使人体受热。当周围墙壁温度低于皮肤温度时，热流从人体向周围墙壁辐射，使人体散热。人体对这种热辐射的调节不很敏感，故易使人体丧失热量而受凉。

（2）良好日照

通过门窗的透光部位射进室内的直射日光称之为日照。日光射入室内通过视觉和皮肤刺激神经系统，从而增强全身各系统的免疫力、组织再生能力和新陈代谢等机能。阳光中的紫外线具有杀菌作用，即使通过玻璃进入室内的阳光也有杀菌作用。此外，直射日光可改善室内冬季微小气候，因此，操作室内有相当时间的适量日照是非常重要的。操作室以设置于坐北向南、有明亮窗门的房间最为适宜，可保证获得直射日光。

（3）空气清洁

室内污染的空气可使遗体整容师感到食欲不振、疲劳、头晕、恶心且易患贫血、各种呼吸系统传染病和其他疾病，有损健康。因此整容操作室内应保证有清洁、新鲜的空气，以利工作人员健康，提高工作效率。

（4）采光和照明

太阳光线和人工光源通过视觉分析器均影响大脑皮层的兴奋和抑制过程，改变机体的生理反射和精神反应，保持机体活动状态的正常化和清醒，有利于人良好地完成工作。操作室中照明灯以白炽日光灯最佳，有色灯管或钨丝灯泡会改变遗体的肤色，不利于整形工作的开展。

5．环境整洁

上述良好环境与卫生要求在整容化妆操作室的选择和使用过程中应得到充分保证。整容化妆操作室不宜太大，每间大小一般为25—40 m²。在室内放置几张操作台，各操作台之间应以留有整容师活动空间为宜。室内应有自来水和下水道。地面、墙壁光滑，无孔隙，容易擦洗消毒。为保持室内空气流通，应安装排气通风设备。室内使用风扇和吊扇都会引起病菌扩散，污染空气，所以在有条件的情况下应安装空调设备。最好设置有洗手间及器械、物品的准备室。

二、化妆室的卫生防疫

殡仪馆中人流量很大，致病微生物相对较多。特别是防腐整容过程中的细菌及病毒的滋生概率更大。这不仅危及一线职工的健康，也危及殡仪服务人员及周边群众的健康。所以，在这一环节中的消毒与灭菌工作是非常重要的。一定要采取相应的防护措施，有效地消毒灭菌，保障人们的身体健康。

1．空气净化

（1）紫外线照射灭菌法

只有波长230—254 nm（1 nm ＝ 0.001 μm）的紫外线才有杀菌作用。细菌核酸吸收了紫外线后，其DNA复制受到干扰，生物活性发生改变，因而引起细菌的代谢障碍，导致细菌发生变异或死亡。紫外线能透过石英，但不能穿过一般玻璃或一张薄纸。因此，紫外线只能用于空气及物体表面的消毒，对没有直接照射的部位没有灭菌作用。化妆室内在1 m³平均用1 W的灯管悬吊向下直射，距离地面不应超过3 m，照射时间为1 h。紫外线可引起结膜炎，照射时工作人员应离开室内。

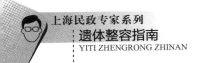

表 1.6　紫外线照射灭菌时间

种类	名　称	100％杀灭所需时间（h）	种类	名　称	100％杀灭所需时间（h）
细菌类	炭疽杆菌	0.30	细菌类	结核杆菌	0.41
	白喉杆菌	0.25		霍乱弧菌	0.64
	破伤风杆菌	0.33		假单细胞杆菌属	0.37
	肉毒杆菌	0.80		沙门菌属	0.51
	痢疾杆菌	0.15		肠道发烧菌属	0.41
	大肠杆菌	0.36		鼠伤寒杆菌	0.53
病毒类	腺病毒	0.10	病毒类	流感病毒	0.23
	噬菌胞病毒	0.20		脊髓灰质炎病毒	0.80
	柯萨奇病毒	0.08		轮状病毒	0.52
	埃可病毒	0.73		烟草花叶病毒	16
	埃可病毒Ⅰ型	0.75		乙肝病毒	0.73
霉菌孢子	黑曲霉	6.67	霉菌孢子	软孢子	0.33
	曲霉属	0.73—8.80		青霉菌属	0.87—2.93
	大粪真菌	8.0		产毒青霉	2.0—3.33
	毛霉菌属	0.23—4.67		青霉其他菌类	0.87

（2）气体熏蒸法

气体熏蒸法是利用化学杀菌剂在气态或蒸发状态下灭菌的方法，常用方法有：

① 福尔马林：每 1 m^3 空间用 1—2 mL 福尔马林倒入高锰酸钾内，高锰酸钾用量是福尔马林的 1 倍，倒入后即能产生蒸气，紧闭窗门 6 h 以上。

② 乳酸：每 100 m^3 空间用 12 mL、80％ 的乳酸，倒入容器内，下置酒精灯，待水蒸发完后将火熄灭，紧闭门窗 30 min 以上。

③ 漂白粉和甲醛：漂白粉甲醛混合液通常用于熏蒸房间消毒，一般 20—30 m^2 的房间，用 1 kg 漂白粉，加入 2 000 mL 未经稀释的甲

醛，稍加拌和，数分钟即会产生大量白色雾状气体，紧闭门窗熏蒸 1—2 h，有良好的消毒效果，没有腐蚀作用。

2. 室内消毒

（1）过氧乙酸熏蒸

置过氧乙酸于蒸发容器内，加热蒸发，一般用量为 1—3 g/m³。因熏蒸的消毒效果与空气湿度有关，如室内温度低，可在室内洒水或加水稀释后蒸发，有利于发挥过氧乙酸的杀菌作用。一般稀释成 3％—5％的过氧乙酸溶液加热熏蒸，使相对湿度达 70％—90％。密闭熏蒸 60—90 min，若温度低时，可加热使室温升高达 20 ℃左右。

（2）过氧乙酸喷雾

配制成 2％过氧乙酸溶液，按 5—8 mL/m³ 用量，不定向喷雾，关闭门窗作用 30 min。

（3）对地面、墙壁、门窗消毒

浓度为 0.2％—0.5％的过氧乙酸溶液装入喷雾器中喷雾消毒。泥土墙吸液量为 50—300 mL/m²，水泥墙、木板墙、石灰墙为 100 mL/m²。对上述各种墙壁喷洒消毒剂溶液不宜超过其吸液量。地面消毒先由外向内喷雾 1 次，喷药量为 200 mL/m²，待室内消毒完毕后，再由内向外重复喷雾 1 次。以上消毒处理，作用时间应不少于 60 min，然后打开门窗通风。

（4）对房屋空间消毒

房屋经密闭后，用浓度为 15％的过氧乙酸溶液按 1 mL/m³ 用量，放入瓷质或可以用于加热的玻璃器皿中，用酒精炉或燃气炉加热蒸发，熏蒸 120 min，即可打开门窗通风。或用浓度为 2％的过氧乙酸溶液按 8 mL/m³ 用量喷雾消毒，保持时间应为 30—60 min，然后打开门窗通风。

3. 器械消毒

消毒是指杀灭物体上的病原微生物。微生物易受外界环境中多种因素的影响。当外界环境对微生物适宜时，微生物就能生长繁殖；当环境改变时，微生物就会在形态和特性等方面发生变异，以适应新的环境；

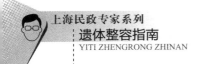

若环境改变剧烈时，微生物的生长繁殖就会受到抑制，甚至死亡。所以只要能制造微生物不利的外界环境，即能杀灭细菌，防止疾病的传播，保护身体健康。

器械消毒一般用肥皂和水刷洗，通过肥皂的皂化作用，可以除掉器械上的油污及所附着的细菌，水的作用是冲洗器械上的污物及细菌。

但器械消毒本身不能达到彻底灭菌，故常与其他灭菌方法结合使用。由于已除掉污物和油污，使随后采用的灭菌措施更加有效，所以常为其他灭菌方法不可缺少的首先步骤。以下常用的消毒方法有：

（1）定期消毒

进行定期消毒，可采用化学消毒剂熏蒸、擦拭、喷雾等方法消毒处理。注意严格掌握消毒剂的浓度和作用时间，避免损坏器械。

（2）喷雾消毒

可用 0.2% 过氧乙酸按 80 mL/m³ 用量喷雾消毒，作用 30 min，及时用自来水冲洗。注意此法对金属有一定的腐蚀作用，只有在存放传染病遗体后急需快速消毒处理时选用。

（3）擦拭消毒

含氯消毒剂配制成有效氯含量为 500 mg/L 的溶液，用抹布擦拭，作用 30—60 min，再用清水擦拭。0.2% 过氧乙酸溶液，擦拭消毒作用 30—60 min，再用清水擦拭。200 mg/L 活性二氧化氯溶液，擦拭消毒作用 30 min。含 500 mg/L 有效碘的碘伏溶液，擦拭消毒作用 30—60 min。

4. 工具灭菌

杀灭物体上所有的微生物，包括病原微生物和非病原微生物、繁殖体和芽孢的方法，称为灭菌。高温灭菌法是最有效的工具灭菌方法之一。其灭菌的机理是：

① 高温能破坏细菌生存必需的酶；

② 凝固细菌蛋白质；

③ 破坏细菌的细胞膜，最终使细菌死亡。

温度的高低和作用时间的长短是灭菌效果的决定性因素。细菌在潮湿环境中比在干燥环境中耐热能力差，故目前多用湿热法灭菌，而且不易毁坏物品。

（1）煮沸灭菌法

在正常大气压下煮沸水温 100 ℃，自煮沸开始计算时间，10—15 min 即可杀灭细菌，煮沸 1—2 h 才能杀灭有顽强抵抗力的细菌芽孢体。在水中加入碳酸氢钠，使其成 2%的溶液，不但能降低水中氢离子浓度，而且可提高沸点，达到 105 ℃，提高灭菌效果，并能防止金属器械生锈。这种灭菌方法设备简单，使用方便，金属器械、搪瓷玻璃用具、橡胶塑料制品都可采用此种方法灭菌。操作时，被灭菌器械物品必须先去除油污洗净，完全放在水面以下，使被灭菌器械全部与沸水接触。煮沸容器应盖紧，以保持沸水温度。锐利器械的锋刃要用棉花缠裹，以免变钝。

（2）干烤

在干烤箱中利用热空气，加热至 160 ℃经 2—3 h，可达到灭菌目的。一般洗净的玻璃器皿、金属物品、瓷器等，可用此法灭菌。

（3）高压蒸汽灭菌法

在密闭的高压蒸汽灭菌器内，蒸汽压力增加，温度也随之增高，温度与压力成正比关系。在常规用于灭菌的温度和压力下，1 g 饱和蒸汽凝为液体水时，可放出 2 190.32 J 的热能。如果蒸汽不断凝为水，则可放出大量热能，迅速提高被灭菌物体的温度和湿度，湿热的穿透力大于干热，湿热为细菌提供了水分，使细菌体中蛋白质容易凝固，故可在短时间内杀死细菌。

一般常用于灭菌的蒸汽压力为 0.11 Mpa，温度 121 ℃，经 30 min 可杀灭所有细菌和芽孢。此法适用于金属器械、敷料、器皿等。

（4）火烧灭菌法

可用于搪瓷盆、铝盆等的灭菌，在其内倒入少许 95%的酒精，点燃至酒精烧尽。

（5）超声波杀菌

凡频率大于人耳能听见的声波频率的称为超声波（>20 000 Hz）。

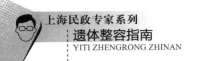

声波杀菌，其振幅比频率更显重要，即低频高强度的声波比高频低强度的声波有效。

超声波可杀灭细菌和多种病毒，如脊髓灰质炎、脑炎、狂犬病、天花等病毒，但对肝炎病毒等无作用。

（6）化学灭菌法

利用化学消毒剂的杀菌作用进行消毒的方法。

用以消毒的化学药物，称为消毒剂。消毒剂的消毒作用，取决于消毒剂的浓度、消毒时间和性状。一般消毒剂的常用浓度，只对细菌的繁殖体有效。如果要杀灭细菌的芽孢，需要提高消毒剂的浓度、延长消毒时间和选择有效的消毒剂。溶液浸泡法是较常用的方法，适用于器械及不能应用高温进行灭菌的物品。使用时必须注意以下要求：

浸泡前应将被消毒物品洗净，去除油污，以免降低消毒液的灭菌作用；物品应全部浸没溶液内，不可露出液面。使用某些消毒液对金属器械灭菌时，如新洁尔灭、洗必太、消毒净等，必须加入防锈剂，每1 000 mL溶液中加入亚硝酸钠5 g，使成0.5％浓度；或加入碳酸氢钠3 g，使成0.3％浓度。严格掌握浸泡时间，中途不得加入未消毒物品。化学消毒剂具有强烈刺激性，且多有毒性，因此消毒物品在应用前必须用生理盐水冲洗。常用化学消毒剂有：

① 酒精。价廉、使用方便，是最常用的消毒剂。能杀灭细菌体，对细菌芽孢作用较小。纯酒精无水或含水量很少，不易使细菌蛋白质凝固，常用水将酒精配置成70％—75％的浓度，其渗入细菌体内的能力则加强。浸泡时间为1 h以上。使用过程中，需经常调整其浓度至70％—75％，一般每2周更换1次。

② 来苏尔（煤酚皂溶液）。由甲苯酚500 mL、豆油300 g、氢氧化钠43 g配成。5％来苏尔溶液浸泡器械1 h，2％的溶液擦洗化妆防腐室中的地面、门窗和桌椅等，能杀灭细菌，对芽孢作用较小。

③ 新洁尔灭。是一种阳离子表面活性剂，有降低表面张力的作用，能去除油污，易为细菌吸附。吸附后可扰乱细菌的新陈代谢，从而产生灭菌作用，故对菌类消毒效果较好，对组织毒性很小，无刺激性和腐

蚀性。用于洗手消毒配成 2% 的水溶液，即 1 份新洁尔灭加入 50 份水，浸泡 5 min 后清水洗净即可。用于衣物、手套、器械等消毒，则配制 5% 的水溶液，即 1 份新洁尔灭加入 20 份水，浸泡 30 min 后用水洗净。

④ 消毒净。阳离子表面活性剂，有较强杀菌作用，化学性质稳定，易溶于水和酒精。1% 消毒净酒精溶液，可用于器械等消毒，但在每 1 000 mL 溶液内应加入碳酸氢钠 3 g 以防器械生锈。

⑤ 福尔马林（40% 甲醛溶液）。有强烈杀菌作用。1:20 000 的福尔马林溶液即可使细菌死亡。用于消毒器械消毒，能杀灭细菌芽孢而不腐蚀器械。10% 的溶液浸泡器械 30 min 即可，但有高度的刺激性，研究表明甲醛具有某种致癌作用，慎用为好。

⑥ 过氧乙酸。是一种高效广谱消毒剂、应用较广的消毒新药，其作用快、效力强。2%—3% 的水溶液用于洗手消毒，浸泡 3—5 min 后用清水洗净即可。用于消毒物品配以 4%—5% 的水溶液，浸泡 30 min 以上，再用清水洗净。此溶液对杀灭病毒效果较好，但对金属的腐蚀性很强，故不宜用于金属器械消毒。过氧乙酸的稳定性较差，在原液经稀释后，稳定性更差，使用一定时间后，其浓度含量会下降，故不宜反复使用。使用一两次后应加入 10%—20% 新配制的稀释液，使用三次后需更换新液，以保持其消毒效果。

⑦ 碱性戊二醛。其水溶液是一种广谱、高效的消毒灭菌剂，它对细菌繁殖体、结核杆菌、真菌、病毒、芽孢和乙型肝炎表面抗原均有很好的杀灭效果。由于没有腐蚀性，常用于器械、衣物等消毒。用 2% 碱性戊二醛水溶液在 30 min 内能完全破坏乙型肝炎表面抗原。

三、遗体整容师个人卫生防护

1. 卫生防护用品

（1）防护用品的标准

使用隔离防护物品的目的，不只是保护自己不受感染，更重要的是保护周边环境不受污染，以确保更多的人不受感染。

防护服：应符合《医用一次性防护服技术要求》（GB19082-2003），

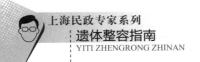

可为联体式或者分体式结构，穿脱方便，结合部严密。袖口、裤脚口应为弹性收口，具有良好的防水性、抗静电性、过滤效率和无皮肤刺激性。

防护口罩：应当符合《医用防护口罩技术要求》（GB19083-2003）。口罩可分为长方型和密合型，应配有鼻夹，具有良好的表面抗湿性，对皮肤无刺激，气流阻力在空气流量为 85 L/min 的情况下，吸气阻力不得超过 35 mmHg。滤料的颗粒过滤效率应不小于 95%。也可以选用符合 N95 或者 FFP2 标准的防护口罩。

防护眼镜或面罩：使用弹性佩戴法，视野宽阔，透亮度好，有较好的防溅性能。

隔离衣：材料易于清洗和消毒，长袖，拉链或纽扣位于背部。

手套：为医用一次性乳胶手套。

鞋套：为防水、防污染鞋套。

（2）防护用品使用注意事项

出入整容室必须戴防护口罩，穿工作服、防护服或隔离衣、鞋套，戴手套、工作帽。严格按照清洁区、半污染区和污染区的划分，正确穿戴和脱摘防护用品，并注意呼吸道、口腔、鼻腔黏膜和眼睛的卫生与保护。

口罩使用注意事项：口罩可以帮助减少通过空气传播的细菌传染概率，但并不能消除暴露、感染、生病甚至死亡的风险。为了最大限度地发挥口罩的功效，请在暴露于危险空气之前及整个过程佩戴。口罩可以保护你的肺，但是有些有害细菌会通过皮肤吸收或者眼睛的接触传播，所以其他相关保护措施也必不可少。有些工作人员在作业时往往只戴一层一次性口罩，其实一次性口罩透气性较差，隔离效果不如棉纱口罩。正确的做法是：进入整容室时必须戴上 12 层以上的棉纱口罩。污染严重时，应在棉纱口罩外面再戴上一次性口罩。走出整容室时，将一次性口罩摘掉。棉纱口罩应做到每 4 h 更换 1 次，清洗干净，经高温消毒后备用。

防护衣使用注意事项：①不能穿着防护衣到处行走。穿着防护衣到处行走，就有可能将整容室内的病毒带到清洁区，而其他人在没有防护的情况下进入这些地区，就会受到感染。另外，在清洁区工作，没有必要穿防护衣，这一方面造成浪费，另一方面会使别人误认为你是受过污染的。正确的做法是：防护衣只能在整容室中使用，离开整容室时，必须脱掉防护衣。②防护衣不能取代隔离衣。有些人将工作服、手术衣穿在最里面，到整容室时再穿上防护衣，出整容室后就将防护服脱掉，并将其作为一次性用品而废弃。这种做法是错误地将防护衣取代了隔离衣使用。防护衣是一次性使用的清洁用品，是用来保护进入整容室的工作人员免受病毒污染的。正确的做法是：工作人员在进入整容室时，就穿上防护衣，这件防护衣应一直穿到下班离开整容室。

手套使用注意事项：手的清洁防护主要是依靠洗手。在办公室或其他地方工作时，一般不戴手套，因为这些地方相对清洁。正确的做法是：只有进入整容室才戴上一层手套。这层手套是一次性的，走出整容室时应脱去。如果进行污染性较大的操作，或自己的手部有伤口时，可以戴两层手套。

眼罩使用注意事项：眼罩是塑料制成的，可以清洗，但有些工作人员往往将眼罩作为一次性物品使用，大大浪费了资源。正确的做法是：用 3 000 mg/L（含原液 6%）的 84 消毒液浸泡 30 min 后取出擦干或晾干，可以再利用。这样既减少浪费，又减轻了垃圾处理的负担和对环境的污染。

鞋套使用注意事项：只在进入整容室时才穿鞋套，出整容室时立即脱去。

一次性帽子不能使用。有些人总是认为一次性物品较干净，因此进入整容室时，愿意选择一次性医用帽。其实，一次性医用帽子的密度较差，只能起到拢住头发的作用，根本不能起到隔离作用。正确的做法是：进入整容室应戴普通医用白帽，将头发完全遮严；帽子应保持相对清洁，每次接触帽子前应洗手，每天清洗帽子。

正确使用隔离防护物品是确保不受感染、保护外围环境不受污染、减少不必要的浪费的保证。

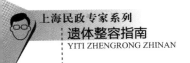
2. 个人卫生防护方法

（1）强化个人防护意识

殡仪馆操作人员个人卫生防护是殡仪馆整个消毒防护体系的重要环节，也是直接保护操作人员身体健康的重要措施。在殡仪馆规定了各级卫生防护措施，提供了消毒设备设施、灭菌材料和其他防护用具的基础上，操作人员应树立自我保护意识，把卫生防护工作从被动服从变为主动执行，在实际操作中不断积累防护经验，提高防护水平。

（2）学习卫生防护知识

殡仪馆操作人员应充分了解国家在卫生防护、防治职业病危害等方面的法律法规，充分了解单位制定的各级卫生防护措施和相关规定。参加业务岗位培训，操作人员应熟练掌握岗位操作规程。对平时业务工作需使用的器械、器具，应了解其当时所处的清洁消毒状态，对防腐药剂的化学物品还应了解其化学成分、化学特性和有效期，以及对环境和人体的损害程度。通过参加防护专业知识培训，操作人员应熟知业务操作流程中卫生防护的各个环节；应熟练掌握消毒设备设施、灭菌材料和其他防护用具的摆放位置、应用范围、对象操作程序和使用方法，对消毒药剂等化学品还应充分掌握其化学性质和物理性质及对人和环境的危害性。

（3）实行个人防护措施

进入工作场所，应根据工种、工作环境的不同要求，穿戴工作服、工作帽、防护口罩、手套等。对与遗体直接接触的环节，如防腐整容、接运遗体，应使用一次性防护器材，如一次性手套、一次性口罩等，防腐整容时还应穿戴隔离衣和隔离帽。如接触了因传染病死亡的遗体，则所使用的防护用具应立即废弃。

注意个人卫生。离开工作场所，应立即脱去工作服等防护用具，用消毒药剂或其他有效消毒用品对双手进行认真消毒，再用流水仔细冲洗；应尽量使用踩踏式、感应式水龙头；每天工作完毕应进行淋浴，勤剪指甲，勤换衣裤；对非一次性使用的防护用具要经常清洗、消毒、更换。废弃的防护用具严禁随意丢弃，应集中放置到固定地点。在工作场所内严禁进食、饮水、吸烟或存放食物；严禁用脏手接听电话；工作时要克服揉眼、抠鼻、掏耳等不良卫生习惯。

休息和锻炼。工作间隙要及时休息，不要长时间在封闭的场所内工作。特别是在停尸间、防腐室等弥漫防腐剂刺激性气味的场所，在工作一段时间后，应到室外呼吸新鲜空气；在进入装有紫外线消毒装置的区域时，应先将这些装置关闭，进入后也不要长时间逗留。平时要多锻炼身体，合理安排作息时间和膳食结构，增强体质和对病原体的抵抗力；孕期和哺乳期的妇女不应从事直接接触遗体的工作。

定期体检。应积极参加单位安排的定期体检，也可以自己主动去医院体检，及时了解、掌握自己的身体状况。平时身体出现明显不适或病状时，要及时到医院就医。

（4）加强主动监督

殡仪馆操作人员应对殡仪馆各项卫生防护措施的落实情况进行监督。对消毒设备设施和防护用具的配置、发放可以向有关部门提出意见和建议。对危害操作人员身体健康的工作和行为，可以向工会、职代会反映，向劳动保护部门投诉。

第二章
必须掌握的人体知识

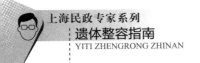

　　知其然，必然要知其所以然，这是一种对待工作的
态度。遗体整容师与美容院的医师不同，活性细胞对整
容的工作没有任何的激励和帮助。分析研究人体的生理
结构，是遗体整容需要掌握的基本知识之一。对外形产
生影响的骨骼和肌肉，其形态特征、生理机能，以及它
们之间相互的关系，是分析理解人体各种结构形态的依
据和基础。深度掌握人体结构的解剖知识，不仅有利于
整容师快速地理解和记忆，同时还能够促进整容师对人
体的空间想象力，因此对于遗体整容师而言至关重要。

第一节　人体结构解剖

现代解剖学中将人体分为十大系统，分别是运动系统、皮肤系统、消化系统、呼吸系统、泌尿系统、生殖系统、内分泌系统、免疫系统、神经系统和循环系统。从工作的实际需求出发，又可以将影响形体外观结构的运动系统独立拆分为骨骼系统和肌肉系统。作为同样重要的皮肤系统和皮肤的附属器人体毛发也是整容师不可或缺的知识要点。

【温馨提示】

解剖学术语能够有助于更好地理解人体各部分结构的关系

中线：头和身体的中间线

内侧：接近中线，远离身体的一侧

外侧：远离中线，接近身体的一侧

前部：接近身体的前面

后部：接近身体的后面

上部：接近身体的顶部；上面；向上的

下部：接近身体的底部；下面；向下的

一、骨骼系统

骨头所组成的骨骼系统支撑着人的身体，骨骼系统是人体的物理基础，也是大部分肌肉运动的杠杆和支撑点。人体的其他组织围绕着骨骼系统形成并产生了一系列的特征。人体的骨骼系统因功能不同主要分为两部分：

① 中轴骨骼：包括头颅、脊柱和胸腔。主要功能是支撑和保护内部器官。

② 附属骨骼：包括上肢、下肢和腰部。主要功能是提供运动和支撑。

成人的骨骼共有 206 块骨，中轴骨骼有 80 块（颅骨 23 块，躯干

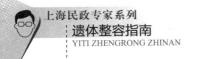
51 块，听小骨 6 块），上肢骨 64 块，下肢骨 62 块。骨头是活的组织，它的结构极其强大又轻巧灵活。骨是一种结缔组织，由特殊的细胞和蛋白纤维组成，约有 20 人中有一人可多一对肋，少数颅骨的融合也可以使颅骨的数量发生变化。例如儿童的骨头就比大人的多，因为儿童的骶骨有 5 块，长大成人后合为 1 块了。儿童尾骨有 4—5 块，长大后也合成了 1 块。儿童有 2 块髂骨、2 块坐骨和 2 块耻骨，到成人就合并成为 2 块髋骨了。这样加起来，儿童的骨头要比大人多 11—12 块，实际上应是 217—218 块。尽管骨头中约 22% 是水，但它像钢一样坚硬，又像铝一样轻巧。一个相似的由高科技复合材料制成的结构，在重量、强度及耐久性上都不能与骨骼相比。通过对每一组骨头的大小、形状和功能的了解和认识，我们可以预想遗体整容过程的逐步构成。

1. 颅骨

人体的颅骨由两组骨构成。上面一组 8 块脑颅骨形成穹隆状的颅盖，封闭并保护大脑。其余 14 块面颅骨构成面部的骨骼。头颅骨在人的生长发育的过程中一直都在发生变化，骨与骨之间的连接缝就是最后头骨成型后相互固定的标志。

（1）脑颅骨

枕骨：位于颅的后下方，呈瓢状四边形，其前下方有枕骨大孔，枕鳞在孔的后上方，孔的两侧有侧部，基底部在孔前。

顶骨：为成对的脑颅骨，外隆内凹的四边形扁骨，位于颅顶中部两侧。外面中部稍下方，有自前向后的两条弓状线，上方的称为上颞线，为颞筋膜的附着处；下方的称为下颞线，有颞肌附着。外面中部有一隆起，称顶结节，两结节间距离为头最大宽处，为测量颅最宽的标志点。

蝶骨：呈蝶形，位于颅底，居枕骨与颞骨之间，区分为中央的体、向两侧伸展的大翼和小翼，以及突向下的翼突，是把所有头盖骨连接在一起的骨头。

颞骨：介于蝶骨与枕骨之间，构成颅腔的底和侧壁的一部分，也参与颞窝和颞下窝的组成，分为鳞、鼓、岩（乳）三部分，最靠近耳朵，形成头侧部的两块颅骨。

额骨：分为直竖于前方贝壳形的额鳞、水平位的眶部和前面下突的鼻部；组成颅前窝的前壁和底以及眶的顶，形成额头。

筛骨：薄而脆弱，介于两眶之间，居蝶骨的前方和额骨的后下方，组成颅前窝的底、鼻腔的顶和外侧壁以及眶的内侧壁。额状面观，筛骨作"巾"形，分成筛板、垂直板及两侧的筛骨迷路。

（2）面颅骨

颧骨：一对，位于面部两侧，四边形，厚而坚，向前内方与额骨、上颌骨相接，向后外方与颞骨颧突相连。

泪骨：一对，位于眶内侧壁前部，上颌骨额突与筛骨迷路的眶板之间，为薄而脆的小骨片。

鼻骨：一对，位于上颌骨额突的前内侧，为构成鼻背的小骨片形成鼻梁。

腭骨：一对，位于上颌骨鼻面后部，为 L 形的薄骨片，包括参与构成鼻腔侧壁的垂直板和组成硬腭后部的水平板。

下鼻甲骨：一对，为卷曲的贝壳状薄骨片，附于上颌骨的鼻面。

犁骨：一个，为四边形薄骨片，参加组成鼻中隔的后下部。

舌骨：一个，位于下颌骨体的后下方，形如马蹄铁状，中间部叫体，向后外延伸的叫大角，向上的小突为小角，舌骨以韧带和肌肉上连颅骨、下连颈部。

上颌骨：构成颜面中部的支架，左右各一，互相对称，由一体、四突和四面组成。

下颌骨：位于面下部，呈弓形，围成口腔的前壁和侧壁，是面部唯一能活动的骨骼。形成下颌骨的骨头，是面部最大和最强的骨头。

2. 脊柱

脊柱由 33 块环状的椎骨构成，最下面的 9 块椎骨融合成两大块骨，称骶骨和尾骨。因此，脊柱由 26 块可活动的骨组成。这些椎骨通过一系列可运动的骨连结相互连接。像三明治一样介于相邻两椎体之间的骨连结称椎间盘。它是一个由纤维软骨构成的坚韧的弹性垫，在压力的作用下可略微被挤扁以吸收震荡。脊柱周围有强韧的韧带和多组肌肉以稳

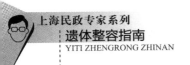

定椎骨，并协助控制运动。脊柱还保护着脊髓，并有神经根从相邻椎骨之间的椎间孔发出。

3. 四肢骨

四肢骨包括上肢骨和下肢骨，由与躯干相连的肢带骨和自由活动的游离肢骨组成。上、下肢骨的数目和排列方式基本相同。特点是上肢骨轻巧灵活，下肢骨粗大坚实，起支持和移动身体的作用。

（1）上肢骨

上肢骨左右对称，包括上肢带骨（锁骨与肩胛骨）及游离上肢骨，后者由近及远依次排列，即肱骨、桡骨与尺骨、腕骨8个、掌骨5个和指骨14节；腕骨、掌骨和指骨合称为手骨。除肢带骨和腕骨以外，其余都属于长骨。

锁骨：横列于颈根皮下，呈"～"形，无髓腔，锁骨内侧端膨大为胸骨端，外侧端是扁平的肩峰端，两端之间呈棒状，即锁骨体。体内侧部为圆柱形，外侧部较扁平，整个锁骨的内侧2/3突凹向前，外侧1/3曲凹向后。

肩胛骨：是三角形的扁骨，位于胸上分的后外侧，肋面向前，有广而浅的肩胛下窝。

肱骨：是典型长骨，分为一体两端。上端包括半球形的肱骨头，其周围稍缩细，称为解剖颈。解剖颈外侧有大结节与小结节，两结节向下延伸为大结节嵴与小结节嵴；两结节与两嵴之间有结节间沟，沟内有二头肌长头腱通过。肱骨体中分的前外面有V形的三角肌粗隆，内侧缘有滋养孔，开口向上；后面有自上内斜向下外的浅沟，称为桡神经沟，桡神经行经此沟。

下端微曲向前，其两侧有凸出的内上髁及外上髁；前者后方有尺神经沟。两髁向上延伸为内侧髁上嵴与外侧髁上嵴。两髁之间的内侧分是肱骨滑车，滑车的内侧缘更为突出，外侧分是突向前下方的肱骨小头；此两结构都有关节面。滑车上方的前后面及小头上方的前面，分别有冠突窝、鹰嘴窝与桡窝。

桡骨：在前臂居外侧，上端有形似象棋子样的桡骨头，头上面有关节窝，周围有环状关节面。头下接桡骨颈，颈与桡骨体交界处的内侧有桡骨粗隆，其后方是二头肌腱止处。桡骨体上细下粗，体与尺骨的相对缘薄锐，即骨间缘，体的中段向外侧凸曲，前面有滋养孔，开口向下。下端膨大，微曲向前；其外侧缘突向下构成桡骨茎突；内侧面有尺切迹，接尺骨头；下面是腕关节面，接腕骨；背侧有数个结节和沟，沟内有肌腱通过。

尺骨：居前臂内侧，上端粗大，上方的鹰嘴和下方的冠突凸向前，两突之间的凹陷是半月切迹（关节面），接肱骨滑车。尺骨粗隆及桡切迹（关节面）分别位于冠突的下方和内侧。尺骨体上粗下细，其外侧缘薄，即骨间缘。体前面上段有数滋养孔，体的下 1/4 向内侧凸曲。下端有尺骨头及位于其内侧的尺骨茎突。尺骨头的前面、外面、后面及下面都有关节面。

手骨：包括腕骨、掌骨与指骨，都可在皮外扪得。①腕骨是 8 块短骨，分为近侧列与远侧列。近侧列由外侧向内侧依次为手舟骨、月骨和三角骨，豌豆骨是位于三角骨前面的一个籽骨；远侧列由外侧向内侧依次为大多角骨、小多角骨、头状骨和钩骨。它们互相连接成一整体，后面凸，前面凹构成腕骨沟。沟的外侧界是舟骨结节和大多角骨结节组成的腕桡侧隆起；内侧界为豌豆骨和钩骨钩组成的腕尺侧隆起。腕骨的血管由其前面、后面出入于骨。近侧列腕骨的近侧关节面接桡骨，远侧列腕骨远侧的关节面接掌骨。②掌骨 5 个，由外侧向内侧按序号命名为第 I—V 掌骨。上端是掌骨底，第 I 掌骨最粗最短，其底有鞍状关节面接大多角骨。其余 4 个掌骨的底除接腕骨之外，彼此连接。第 III 掌骨底有突向上的茎突。掌骨下端是掌骨头，下面与前面有半球形关节面，但其前面的关节面较平。掌骨体的前面稍凹，滋养孔在第 I 掌骨位于内侧，在其他掌骨位于外侧。③指骨：指骨共 14 节。拇指 2 节，其他四指各 3 节，依次命名为近节指骨、中节指骨和远节指骨。各指骨上端为指骨底，近节指骨底有凹的关节面。除远指节骨以外，各骨下端称为指骨滑车，与其远侧的指骨底连结。各指的远节指骨末（下）端呈蹄铁状膨大，称为远节指骨粗隆。

（2）下肢骨

下肢骨与上肢骨相比较更粗大强壮，包括下肢带骨（髋骨）及游离下肢骨。后者由近及远依次排列，即股骨、髌骨、胫骨和腓骨，以及跗骨 7 块、跖骨 5 个和趾骨 14 个；跗骨、跖骨和趾骨合称足骨，它们左右对称；除髋骨、髌骨和跗骨以外，其余都是长骨。

髋骨：是不规则骨，上部宽扁，下部有大孔，中间窄厚；髂骨、坐骨和耻骨约在人 17 岁时长合构成。髋骨中间部分由髂、坐二骨的体和耻骨上支的一部分构成，其外面有深窝，即髋臼，容纳股骨头，臼中央有深陷的髋臼窝，是骨的薄弱处。窝的周围为关节面，即月状面。髋臼下缘缺如为髋臼切迹。

髂骨：血液供给来自髂腰动脉、旋髂深动脉、闭孔动脉及臀部动脉的分支；坐骨的血液供给来自闭孔动脉和旋股内、外侧动脉的分支；耻骨动脉的来源与坐骨同。

股骨：是大腿的骨，其长度约为人体高的 1/4，分为上端、下端和体。上端包括具有球面的股骨头，其中央的小窝是股骨头凹；头的下外侧接股骨颈，颈的外侧为大转子，前下方的突起是小转子。两转子之间，前面有转子间线，后面有转子间嵴。股骨颈与体之间形成一定角度，称为颈干角，男性约为 132°，女性约为 127°，儿童约为 151°。颈与体之间在水平面上有前倾角，约为 12°—15°。

股骨的血液供给：上端主要来自闭孔动脉或旋股内侧动脉的股骨头韧带动脉、旋骨内外侧动脉的支持带动脉；干骺动脉不供给头或颈；身体接受发自股深动脉穿动脉的分支；下端主要接受膝最上、膝上内、上外和膝中动脉的分支。

髌骨：是全身最大的籽骨，居股四头肌腱内，上宽下尖。它后面的关节面被一纵行钝嵴分为外侧宽、内侧窄的两部分，髌骨与股骨的髌面相接参与膝关节的构成。

胫骨：居小腿内侧，分上下端和体。上端膨大为内侧髁和外侧髁，其上面都有上关节面，与股骨两髁相对应。胫骨下端稍膨大，其内侧部分向下延伸为内踝。胫骨体呈典型的三棱柱状，有前缘、骨间缘及内侧缘。胫骨的血液由腘动脉的膝下外动脉、胫前、胫后和腓动脉及内踝动脉分支供给。

腓骨：居小腿外侧，较胫骨细，承重甚小；分上下端和体；上、下端可在体表扪得。上端为腓骨头，有关节面，下端膨大下突，成为外踝。外踝内侧有踝关节面，关节面的后下方有外踝窝。腓骨体略呈四棱柱状，有前缘、内侧嵴后缘及骨间缘，滋养孔位于后面中分。其动脉来自膝下外动脉、腓骨滋养动脉、外踝后动脉及腓动脉穿支等。

足骨：由近侧（后）到远侧（前）依次为跗骨、跖骨和趾骨，都可在皮外扪得。跗骨 7 块，位于足的后半，都是短骨，分为后、中、前三列：后列是上方的距骨和下方的跟骨；中列是足舟骨；前列由内侧到外侧依次为内侧、中间和外侧楔骨及骰骨。距骨前端为头，头的前面有舟关节面；头后方为距骨颈，其余部分是距骨体。距骨体上面有距骨滑车，内侧和外侧有内踝关节面和外踝关节面，此三关节面与小腿骨的下端形成关节。体的下面有深的距骨沟，沟的前方和后方都有关节面与跟骨相连接。跟骨位于距骨下方，向后下突出的是大的跟结节；向内侧的突为载距突，载距突的上面有关节面，接距骨，下面有长屈肌腱沟，关节面的前外侧有斜位的跟骨沟，与距骨沟相对应，合成跗骨窦。跟骨的上面与前端都有关节面，分别接连距骨和骰骨。足舟骨在足的中部，位于距骨头前方。其后面与前面都有关节面，分别接连距骨头与前方的三个楔骨。舟骨粗隆从足舟骨内侧突出。内侧、中间、外侧三个楔骨并列于舟骨前方。内侧者下宽上窄，其余两个上宽下窄，外侧楔骨的外侧邻接骰骨。骰骨居足外侧，前接跖骨，后接跟骨，其外侧有腓骨长肌腱沟。跖骨 5 个，并排于前为趾骨后为足舟骨和骰骨之间，由内侧至外侧按序号命名为第 I—V 跖骨。跖骨分近侧（后）的底、体和远侧（前）的头三部分，前后端都有关节面。第 I 跖骨最粗壮。第 V 跖骨底外侧分突向后，成为第 V 跖骨粗隆。跖骨底之间亦有相互连接的关节面。趾骨 14 个，趾两节，其余四趾各 3 节，命名为近侧趾骨、中间趾骨和远侧趾骨。各趾骨后端为底；远节趾骨前端有远节趾骨粗隆，其他趾前端皆为趾骨滑车。

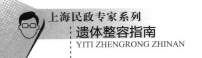
二、肌肉系统

肌肉是骨骼与皮肤之间的介质之一，是支撑起皮肤的"弹性原料"，也是柔化形体线条的重要组织。肌肉分布在人体全身，共有约639块，这些肌肉的命名一部分是依据它们的形状，而另一部分则是根据它们附着的骨骼来命名。肌肉由60亿条肌纤维组成，其中最长的达60 cm，最短的仅有1 mm左右。大块肌肉约有2 000 g重，小块的肌肉仅有几克。

肌肉按结构和功能的不同又可分为平滑肌、心肌和骨骼肌三种；按形态可分为长肌、短肌、阔肌和轮匝肌。平滑肌主要构成内脏和血管，具有收缩缓慢、持久、不易疲劳等特点，心肌构成心壁，两者都不随人的意志收缩，故称不随意肌。骨骼肌分布于头、颈、躯干和四肢，通常附着于骨，骨骼肌收缩迅速、有力、容易疲劳，可随人的意志收缩，故称随意肌。骨骼肌在显微镜下观察呈横纹状，故又称横纹肌。在这三类肌肉组中，横纹肌是影响整容化妆的肌肉，超过640条随意肌组成了身体重量的35％—45％。随意肌按照两层或多层排列，在皮肤和脂肪下层构成人体的特征形状。

1. 头、颈和面部的肌肉

头、颈和面部的肌肉相互作用以固定和运动头部，并使面部结构如眉毛、眼睑和唇产生运动。为了产生各种各样的面部表情，相关的肌的构造极其复杂。

（1）头部肌肉群

帽状腱膜：是包绕在头颅上方的一层纤维膜，与覆盖它的皮肤紧密结合为一层，可在骨面上滑动。它是头颅多个皮肌的起点。

颞筋膜：覆盖颞窝、包绕颞肌并与其紧密结合的一层纤维膜。上方附着于颅骨，下方附着于颧弓。

耳上肌：位于耳郭上方一块扁平、几乎萎缩的肌肉。起自帽状腱膜的外侧缘，止于耳郭软骨上部。该肌收缩能够使耳郭轻微上提。也存在有耳前肌和耳后肌。受面神经分支支配。

枕肌：由两部分组成的扁平肌，起自帽状腱膜，向后延伸到达枕骨外侧区。该肌收缩能够拉紧帽状腱膜，使其覆盖头颅。受面神经分支支配。

颞肌：位于颞筋膜下的一块宽大的扇形肌。起自颞窝和颧弓，下行止于下颌骨的冠突。能上提下颌骨，完成咀嚼动作。颞肌由颞动脉供血，受三叉神经之下颌神经的分支支配。

（2）面部肌肉群

额肌：位于额部皮下，起于帽状腱膜，止于眼眶上缘的一块面肌。该肌收缩能够拉紧帽状腱膜，并参与形成如提眉、皱眉等面部表情。受面神经分支支配。

皱眉肌：一块细小纤薄的面肌，位于眼轮匝肌和额肌深面，从眼眶内区到眉内侧部皮肤。该肌收缩形成皱眉。受面神经支配。

鼻肌：也称鼻横肌，从鼻软骨中线到鼻翼部皮肤。该肌收缩能够缩小鼻孔，形成纵行的皮褶。受面神经支配。

眼轮匝肌：环绕在眼裂周围的环形面肌。分布在眼内眦和外眦之间，并附着于眼睑皮肤。该肌可开启、闭合眼睑，完成瞬目、眨眼等动作。受面神经支配。

提口角肌：也称为尖牙肌。起于尖牙窝，止于口角皮肤，收缩能上提口角，是颧大肌的拮抗肌。受面神经支配。

颊肌：附着于口角周围皮下的面肌。起自下颌骨上缘、上颌骨下缘，并延伸到面颊的深面，部分肌束起自下颌骨和颅底翼突之间的翼突下颌韧带。该肌的主要功能是外拉口角，并与其他肌肉协作完成吹口哨、吮吸等动作。尽管主要是作为面部表情肌，它还具有帮助咀嚼、进食等功能。它由上颌动脉的下行降支颊动脉供血，受面神经分支支配。

口轮匝肌：由一侧口角向另一侧延伸的上下两股肌束环绕口裂构成的椭圆形面肌。在口角，该肌附着于皮肤以及相对应的上颌骨。该肌收缩能够完成开口和闭口，并与其他肌肉协作完成吹口哨、吮吸等动作。受面神经支配。

颧肌：位于颊外侧部的小块面肌，起自下颌骨外侧面，止于该部位

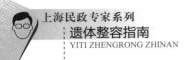

的皮下，因此该肌收缩能够上提颏部皮肤。受面神经支配。

降下唇肌：起自下颌骨下缘，止于下唇皮肤的面肌。该肌收缩能够下降、外拉下唇。受面神经支配。

降口角肌：由于形状为三角形，也称唇三角肌。起自下颌骨下缘，上端部分伸入口角皮肤。该肌收缩能够下拉口角，产生恶心或悲伤的表情。受面神经支配。

提上唇肌：起自上颌骨眶下方处，止于上唇皮肤的一块面肌，该肌与鼻翼及上唇提肌走向平行。该肌收缩能够上提上唇中部。受面神经支配。

笑肌：能够上提并牵口角向外而产生笑容的面肌，起自腮腺区皮肤，自该部位其纤维横向至口角皮肤。受面神经支配。

颧大肌：起自颧骨颊部的一块长而薄的面肌，止于口角的皮肤。该肌收缩能够辅助提口角肌上提口角。受面神经支配。

颧小肌：起自颧骨颊部的一块面肌，止于上唇的皮肤。该肌的收缩能够上提、外翻上唇，受面神经分支支配。

鼻翼及上唇提肌：起自上颌骨内部的一块面肌，在该部位它分为两股肌束，分别附着到鼻翼和上唇的皮肤。该肌收缩能够上提鼻翼、扩张鼻孔并使上唇上翘。受面神经支配。

降眉间肌：从眉间到鼻软骨和鼻骨沿鼻背垂直延伸的一块面肌，该肌收缩使眉间出现皮褶。受面神经分支支配。

咬肌：止于下颌支外侧面的一块强健有力的肌肉。起自颧弓下缘，有深浅两股肌束。该肌的收缩、舒张分别使下颌骨上升、下降，完成咀嚼的基本动作。咬肌由面动脉和上颌动脉的分支咬肌动脉供血，受三叉神经之下颌神经的分支支配。

（3）颈部肌肉群

斜方肌：覆盖颈部和背部大部分肌肉的一块极其宽大的三角形肌肉。起自枕骨、上项线、项韧带、第7颈椎和全部胸椎的棘突。该三角形肌肉止于肩部的肩胛冈、肩峰、锁骨。该肌可以上提、收紧并上下旋转肩胛骨。斜方肌受副神经和颈神经支配，由颈横动脉供血。

胸锁乳突肌：位于颈部皮肌层下方的一块颈肌。起自颞骨乳突和枕骨，下行分为两股肌束，一束止于胸骨柄，另一束止于锁骨。该肌能够屈颈并使其向外侧旋转。胸锁乳突肌受颈神经和副神经支配。

颈阔肌：延伸到颈外侧部的一块面肌。紧挨皮下，位置极为表浅。起自下唇和颏部附近，延伸到锁骨处的皮下。该肌收缩能够迫使下唇和颏部的皮肤向下，和降口角肌协作，完成厌恶或悲伤的表情。受面神经支配。

2. 躯干和上肢

（1）躯干正面肌肉群

有可能影响躯干外形结构的正面肌肉群包括胸部和腹部肌肉群，分别是：

胸锁乳突肌：胸锁乳突肌的胸骨头起自胸骨柄前面，锁骨头起自锁骨内 1/3 段上缘，两头间的三角形间隙恰在胸锁关节上方，在体表即锁骨上小窝。该肌行向上后外方，止于乳突外面及上项线外侧 1/3。

胸大肌：在胸廓前上部浅层。起端：即锁骨部（锁骨内侧半）、胸肋部（胸骨和上位 5—6 肋软骨）和腹部（腹直肌鞘的前壁）。止点：肱骨大结节嵴（锁骨部和腹部肌束上下交叉）。

腹直肌：位于腹前壁正中线两侧，被包埋于腹直肌鞘内，为上宽下窄的带状多腹肌，左右腹直肌内侧以腹白线相隔，自上而下被 3—4 个横行的腱划（致密结缔组织索）分隔，腱划与腹直肌鞘前壁紧密愈合，起防止该肌收缩时移位的作用。此肌上端起自第 5—7 肋软骨前面和胸骨剑突，止于耻骨上缘（耻骨结节与耻骨联合之间）。

腹外斜肌：外斜肌是使腹部紧束的斜肌，两块外斜肌从最低的肋骨延伸到身体前面的中线。在这里，它们连接成薄而坚固的纤维层。这些肌肉辅助腹直肌和更深的一组斜肌——内斜肌——将腹部器官维持在正常位置。

腹内斜肌：位于腹外斜肌深面，起于胸腰筋膜、髂嵴及腹股沟韧带外侧半，肌纤维呈扇形展开，上部止于下 3 对肋，中部斜向内上方，下部斜向内下方。后两部肌纤维至腹直肌的外侧缘处移行为腱膜，分前、

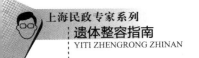

后两层包裹腹直肌，参与腹直肌鞘前、后壁的构成，最后止于白线。

腹横肌：腹壁最内层的阔肌。大部分被腹内斜肌所遮盖，最上部的肌纤维被腹直肌所遮盖，为腹部阔肌中最深和最薄者。起点广阔，自上而下起自第7—12肋软骨内面（与膈肌肌齿相互交错）、胸腰筋膜前层、髂嵴前部、腹股沟韧带外侧1/3。

（2）躯干背面肌肉群

有可能影响躯干外形结构的背部肌肉群包括：

三角肌：前缘借三角胸肌间沟与胸大肌锁骨部相隔。后缘游离，自前而后，遮盖喙肱肌、肱二头肌、肱三头肌的外侧头和长头的上部小圆肌和冈下肌的外侧部。

斜方肌：起于枕外隆凸、上项线、项韧带、第7节颈椎及全部胸椎棘突。纤维分上、中、下三部分，分别止于锁骨外侧1/3、肩胛冈和肩峰。

肩胛提肌：肩胛提肌，位于颈项两侧，肌肉上部位于胸锁乳突肌深侧，下部位于斜方肌的深面，为一对带状长肌，起自上4块颈椎的横突，肌纤维斜向后下稍外方，止于肩胛骨上角和肩胛骨脊柱缘的上部。

背阔肌：位于腰背部和胸部后外侧皮下，为全身最大的阔肌，呈直角三角形，上内侧部被斜方肌遮盖，以腱膜起自下6个胸椎棘突，全部腰椎棘突，髂嵴外侧唇后1/3。

竖脊肌：被背浅层肌及上、下后锯肌覆盖，充填于棘突与肋角之间的深沟内。从骶骨直至枕骨，为一对强大的伸脊柱肌。

菱形大肌和菱形小肌：大、小菱形肌都为菱形肌的一部分，共同构成菱形肌。

（3）上肢肌肉群

肩肌起于肩胛骨和锁骨，止于肱骨上端，可运动肩关节。每侧有三角肌、肩胛下肌、冈上肌、冈下肌、小圆肌和大圆肌6块。

上臂前面是屈肌群，浅部是肱二头肌，长头起于肩关节盂上方，短头起于喙突，两头结合，经肘关节前面止于桡骨上端。深部有喙肱肌和肱肌。后面是伸肌群，只有一块肱三头肌，长头起于肩关节盂的下方，内侧头和外侧头分别在长头的内、外侧，三头结合，以腱止于尺骨鹰嘴。

前臂肌的前群是，浅层的肱桡肌、旋前圆肌、桡侧腕伸肌、掌长肌和尺侧腕伸肌；中层是指浅屈肌；深层有拇长屈肌、指深层肌、旋前方肌。前臂肌的后群是，浅层的桡侧腕长伸肌、桡侧腕短伸肌、指总伸肌、小指固有伸肌和尺侧腕伸肌；深层肌是旋后肌、拇长展肌、拇短伸肌、拇长伸肌和食指固有伸肌。

手肌外侧群有拇短展肌、拇短屈肌、拇对掌肌，拇收肌分别可以外展拇指、屈拇指，对掌和内收拇指。手肌中间群有蚓状肌4条、骨间掌侧肌3条、背间背侧肌4条。骨间肌使手指靠拢和散开，骨间肌和蚓状肌还有屈掌指关节的作用。手肌内侧肌有小指展肌、小指短屈肌、小指对掌肌，作用分别是外展并曲小指、屈小指和对掌。

（4）下肢肌肉群

下肢骨骼肌的总称。可分成髋肌、大腿肌、小腿肌和足肌四部分。髋肌前群主要是髂腰肌，可屈髋关节；后群位于臀部，浅面有强厚的臀大肌，内有臀中肌，再里面还有臀小肌和梨状肌。臀大肌起于髂骨和骶骨的后面，肌纤维斜向外下，止于股骨上端的后面，主要作用是伸髋关节，也有外旋髋关节的作用。大腿肌前群又叫伸肌群，有股四头肌，以四个头分别起于髂骨和股骨，四头相合，形成强大的股四头肌腱，包绕髌骨的前面和两侧，再向下以髌韧带止于胫骨粗隆，主要作用是伸膝关节。缝匠肌可屈髋、膝两关节。大腿肌后群又叫屈肌群：包括股二头肌、半腱肌、半膜肌，共同起于坐骨结节，经髋关节和膝关节后面止于胫骨和腓骨上端，故有伸髋关节、屈膝关节的作用。大腿肌内侧群，也叫内收肌群，包括股薄肌、耻骨肌、长收肌、短收肌、大收肌5块，作用都是内收髋关节。小腿肌前群有胫骨前肌、趾长伸肌、拇长伸肌，都可使足背屈。后群有小腿三头肌，由浅面的腓肠肌和深面的比目鱼肌合成。腓肠肌以内侧头和外侧头起于股骨下端的后面，比目鱼肌起于胫骨、腓骨上端的后面，两肌向下以强大的跟腱止于跟骨。

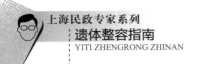
三、皮肤系统

皮肤是人体最大的器官，由若干层组织构成，约占体重的16%。皮肤是披覆在人体的表层，直接与外界环境相接触的组织，具有保护、感觉、分泌、排泄、呼吸等功能。由表皮和真皮紧密结合而成。

1. 表皮

由复层扁平上皮构成，由浅入深依次为角质层、透明层、颗粒层和生发层。角质层由多层角化上皮细胞（核及细胞器消失，细胞膜较厚）构成，无生命，不透水，具有防止组织液外流，抗摩擦和防感染等功能。生发层的细胞不断增生，逐渐向外移行，以补充不断脱落的角质层。生发层内含有一种黑色素细胞，能产生黑色素。皮肤的颜色与黑色素的多少有关。

2. 真皮

由致密结缔组织构成，由浅入深依次为乳头层和网状层，两层之间无明显界限。真皮层厚度约0.07—0.12 mm；手掌和脚掌的真皮层较厚，约1.4 mm；眼睑和鼓膜等处较薄，约0.05 mm。乳头层与表皮的生发层相连，其中有丰富的毛细血管、淋巴管、神经末梢和触觉小体等感受器。网状层与皮下组织相连，其内有丰富的胶原纤维、弹力纤维和网状纤维。它们互相交织成网，使皮肤具有较大弹性和韧性。网状层内还有丰富的血管、淋巴管和神经末梢等。

成人皮肤面积约为1.2—2.0 m²。全身各处皮肤的厚度不同，背部、颈部、手掌和足底等处最厚，腋窝和面部最薄，平均厚度为0.5—4.0 mm。尽管各处皮肤厚度不同，但都可分为表皮与真皮两层，并借皮下组织与深层组织连接。皮肤的颜色因人种、年龄和健康状况不同而有差异。皮肤上有很密的各种走向的沟纹，称为皮沟。皮沟间大小不等的菱形或多角形的隆起部分为皮嵴，它们在指腹构成指纹。个体之间的指纹形态是不同的，因而指纹具有个体差异。皮肤上有长短不等、粗细不同的毛发。四肢末端有指甲和趾甲。皮肤分泌的汗液和皮脂，是由汗腺和皮脂腺分泌的。

对于整容师而言，研究皮肤的构造能够在实际工作中准确地把握技术方法的运用，同时也是对于个人健康的一种保护。因此，各类医学书籍中关于人体皮肤的知识都是非常有价值的。遗体整容师不仅应该了解各类创伤或疾病的医学解释，更要掌握防护及安全的操作方法。

四、毛发构造

毛发是遗体整容时另一个不可或缺的知识领域，我想大部分整容师也会有同感。通过改变发型，可以修饰脸型。同时发型也是重要的面部识别特征之一。

1. 构成

毛发由毛干和毛根两部分组成。伸出皮肤外面的部分称为毛干，埋在皮肤内部的称为毛根。毛根周围包有上皮和结缔组织组成的毛囊，其四周含有丰富的血管和神经，基部增大呈球状，叫作毛球。毛球底部凹陷，内为富含血管和神经的结缔组织，称为毛乳头。若毛乳头破坏或萎缩，则毛发不能生长。毛根与皮肤表面所成的钝角侧有一束斜行的平滑肌，称立毛肌。立毛肌的一端附着在毛囊上，另一端终止于真皮浅部，其受交感神经支配，收缩时使毛发竖立，皮肤呈现鸡皮样改变。

（1）毛干

毛干是表皮向外生长的特殊部分，由角脘细胞所构成，其主要成分为角蛋白，占毛干总量的85%—90%，此外还有微量元素、类脂质、色素和水。由外到内分为毛小皮、毛皮质和毛质部分。毛小皮是毛发的最外层。由6—10层扁平长形鱼鳞片状细胞从毛根一直重叠排列到毛梢，这种细胞大约厚为0.3 μm，长为100 μm，宽10 μm，每个鳞片相互重叠如同屋瓦。接近头皮和毛发，毛小皮光滑、整齐。远离头皮的毛小皮在逐渐受到外界各种因素的影响而剥蚀，边缘可轻度翘起或破裂。组成毛小皮的硬质角蛋白，虽有硬度但很脆，对摩擦的抵抗力弱，在过分梳理和粗暴使用洗发香波时很易受伤脱落。毛皮质也称发质，是毛发的中间层，是毛发最主要的部分，决定毛发的弹性、强度和韧性。毛皮质是成束的角蛋白链沿着毛干的长轴分布，占毛的85%—90%，这些

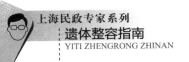
低硫的 α- 螺旋形角蛋白纤维组成粗纤维束，纤维与纤维之间被高硫蛋白的基质填充，正是角蛋白与基质的复合物使得毛发能经得起伸拉和屈曲。毛质细胞是由长 100 μm、直径为 1—6 μm、形状为纺锤形的大纤维成分大量聚集而成。细胞含有决定毛发颜色的黑色素，黑色素为黑色的椭圆或圆形颗粒，该层约占整个发茎的一半不到。毛质位于毛皮质的中心，是毛发的最内层，是空洞状的蜂窝状细胞，其中充满空气间隙，沿轴的方向并列。毛发很像铅笔芯，可以在任何部位切断，也可以完全没有芯，粗的毛发多数有髓质，汗毛和新生儿的毛发没有髓质。毛髓质的作用是在不断增加毛发自身重量的情况下，提高毛发结强度和刚性。毛质较多的毛发呈现硬性。毛髓质无明显的生理功能，在一定程度上也可起阻止外界过热的作用。

（2）毛囊

毛囊是表皮向真皮内凹陷形成的管腔，毛囊的上方连接着皮脂腺，有分泌皮脂、湿润头皮和毛发的作用。毛囊的中部有一束肌肉，肌肉倾斜向上伸展到表皮附近，该肌肉称为立毛肌，自毛囊口到皮脂腺开口部称为漏斗部，自皮脂腺开口部到立毛肌附着处称为峡部。毛发在生长时期，毛囊可伸到皮下组织。其生长过程中的营养成分靠毛乳头来提供。毛囊和毛发都是由毛球下部的毛母细胞分化而来，毛囊壁由内毛根鞘、外毛根鞘和结缔组织鞘构成。毛根包埋在毛囊之中，与皮脂腺相连。皮脂腺像挂在毛囊一侧的口袋，分成许多小叶。皮脂腺分泌物经毛囊口排出分布到毛干表面，为毛发增添光泽，使毛发变得柔顺。但皮脂过多则易堵塞毛孔，造成头皮屑，甚至形成脂溢性皮炎，导致脱发。

2. 生长周期

毛发的生长呈现周期性，分为生长期、退行期、休止期。

生长期：生长期的头发每日生长 0.27—0.40 mm，持续 2—7 年，以连续的生长为特征，然后进入退行期。

退行期：此时头发停止生长，易脱落，一般为 2—3 周，然后进入休止期。

休止期：休止期一般持续 3—4 个月，直到新的毛囊周期开始。

① 内毛根鞘由外向内分为三层：亨勒层由单层较扁平的细胞排列构成，赫胥黎层由 1—3 层细胞组成，鞘小皮是一层相互连叠的细胞。

② 外毛根鞘相当于表皮的基底层和棘层，由一至数层细胞构成。

③ 结缔组织鞘分为三层：内层为一透明玻璃样薄膜，中层由波浪状致密的结缔组织构成，外层由疏松的胶原纤维和弹力纤维组成，此层和周围的结缔组织无明显的界线。以上内、外毛根鞘的解剖结构则可从毛发的纵断面看到。据统计，头部大约有 10 万个毛囊，多的可达 15 万个。婴儿头部毛囊的密度约为 500—700 个 /cm²，成人头部毛囊的密度约为 250—350 个 /cm²，老年人头部毛囊的密度略有减少，所以老年人头发稀疏。毛囊的直径约为 200—300 μm。

3. 影响因素

生长激素及甲状腺激素可促使毛发生长，皮质激素可缩短生长期并延长衰老期；贫血、蛋白质不足及慢性消耗性疾病等可妨碍毛发的生长，尤其是内分泌对毛发的生长有显著影响。毛乳头含结缔组织、神经末梢及毛细血管，为毛球提供在毛发生长过程中所需要的营养。紧接着的部分有毛母细胞，又称为毛基质，是毛发及毛囊的生长区，相当于表皮基底层及棘层，并有黑素细胞，由此长出毛发来。也就是说，毛母细胞从毛乳头内的毛细血管中获取营养成分和氧气，不断分裂而形成毛发，如果毛乳头被破坏或退化，毛发就停止生长，并逐渐脱落。

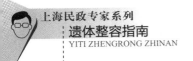

第二节　形体结构比例

对于人体结构的认识从达·芬奇的"完美人体"，到安格尔的"黄金时代"已经长达几个世纪之久。人类之所以能够屹立在食物链的顶端，就是因为具备了不断探索的天性。而这种与生俱来的好奇心理除了面对周遭事物，更是从没有放弃过对于自己身体的不断深入研究。遗体是静态的人体，同样具有许多美学的人体知识。

一、人体黄金律

我们在讨论人体静态结构的时候，就不得不说一下黄金比例，即Phi（Φ）；黄金比例是一个被定义为（$\sqrt{5}+1$）/2的无理数。公元前6世纪，古希腊的哲学家、数学家毕达哥斯拉将铁匠打铁优美的音律通过数学方式计算出的结果求证得到 1 : 0.618 的比例[1]。由于黄金分割具有严格的比例性、艺术性、和谐性，蕴藏着丰富的美学价值，于是作为一种重要的形式美法则，成为世代相传的审美经典规律，同时也是被公认为最能够引起美感的比例，也称为黄金律。

当然，在人体中还有许多方面都与黄金律有密不可分的联系，如：体温。人体最适应的温度乃是用黄金分割率切割自身的温度，因为人正常体温是 37.5°，它和 0.618 的乘积为 23.175 ℃，在这一环境温度中，机体的新陈代谢、生理节奏和生理功能均处于最佳状态。又如：人体内的水分占体重的 61.8％，每天失去和需要补充的水达 2 500 mL。其中半固体食物供给的水和人体内部合成的水约 1 500 mL，剩余大约 1 000 mL 的水需要通过直饮补充，才能保持水平衡。

在此，我们主要讨论的是人体结构，通过黄金分割的方法所展现出

---

① 黄金分割数前面的 32 位为：0.6180339887 4989484820 458683436565。

的人体趋于完美。故此以完美的人体结构作为基础研究对象，能够帮助我们更好地理解和认识自己的身体。分析比例的时候就不得不将几何结构的概念导入进来。在几何分析中，直线形和直线数据占据了主导地位，但在人体中，这样的直线是非常少见的，相反人体中充满的是大量的曲面和弧形。利用几何结构形成的点、线、面关系，所获取的数值会更加精准。黄金分割就是通过客观规律的方法，帮助我们解读人体结构。近年来，经过医学和美学工作者的研究，发现人体存在着14个"黄金点"、15个"黄金矩形"、4个"黄金三角"、6个"黄金指数"和7组面部"黄金比例"。符合黄金律的两组数字的比值也反映了几何形状中不同边际之间直线距离的关系。能够找到隐藏在身体内的几何结构或者说按照几何结构去理解人体，能让视觉认识更加清晰。在现实生活中，由于地理位置和生活方式的差异性，以及人种自身条件的客观因素等原因，几乎没有一个人能够完全符合黄金律的平均测量值。尽管如此，黄金分割律的比例还是为我们的工作提供了最有效的参考依据。虽然，我们无法通过黄金比例计算出人体各部分精准数据，但作为已知的比值结果，所提供的范值足以成为最有利的数据支撑。当然在进行遗体整形时为了达到最好的复原效果，最有效、最直接的方法还是利用残缺肢体所测量的实际数值作为依据更加准确。

　　而人体比例中比值之间的动态关系，则可以通过斐波那契数列和黄金矩形表示，例如头部的长度与宽度的关系等。斐波那契数列：1、1、2、3、5、8、13、21……该系列中相邻的两个数字相加之和等于后一个数字，即 1 + 1 = 2；1 + 2 = 3；等等。如果将数列中的前一个数除以后一个数，其商接近 0.618；如 13 ÷ 21 ≈ 0.619；8 ÷ 13 ≈ 0.615。而当数值越大，其商的结果会无限接近黄金比值。

二、头部结构

　　每个人的外貌各不相同，除了面部的外表特征之外，决定相貌整体特征的是骨骼结构、软骨和其他组织。俗话说"骨相决定肉相"，头部

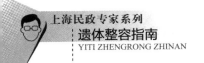
骨骼决定了人的脸型和个体特征。头面部分布的骨点是形体结构的转折点，骨点之间的位置关系影响了外貌形态。

1. 头部骨骼结构

头部骨骼对于外在容貌影响重大，从整体上看头部的骨架形状可以看作一个椭圆形的球体上加上一个楔形，这样理解可能更有助于我们对于头部结构的认识。头部根据解剖结构又分为脑颅和面颅两部分，脑颅包裹着人体的大脑组织，呈现鹅卵石形。面颅则是由颧骨的扁平骨、圆柱形的上颌骨和三角形的下颌骨共同组成。从正面观脑颅占整个头部的1/3，而面颅则要占整个头部的2/3。头部的形体特征及面部的协调起伏，即是通过头面部各区域骨骼及肌肉相互穿插关系构成的。

研究头部骨骼主要是对头骨上的骨点以及其形状位置关系进行分析研究。头面部主要骨点有：①额结点、②眉弓、③眶上缘、④额骨颧突、⑤鼻骨、⑥颧结节、⑦颧弓、⑧下颌角、⑨颏结节、⑩颏隆凸、⑪犬齿隆凸、⑫斜线、⑬颞线、⑭乳突、⑮顶丘、⑯顶结节、⑰上项线、⑱枕外隆凸。骨点之间的位置比较固定，不会随着年龄的变化而存在变量关系，可以说是一项"硬指标"。

2. 脸型与面部比例

脸型主要是指面部的轮廓。皮肤和肌肉都是软组织，基本没有固定的形态，决定脸型的主要是头部的骨骼，由上至下分别是：①顶骨、②额骨、③颞骨、④颧骨、⑤上颌骨、⑥下颌骨，这些都是影响脸型的重要因素。在这其中颌骨起了很重要的作用，决定了脸型的基础结构。

脸型的分类方法有很多，在我国古代的绘画理论和面相书中就有各种各样的分类法，并对脸型赋予了人格的内容。常用的分类方法有：①形态法将人的脸型分为10种；②字形法将人的脸型分为8种；③亚洲人法也是我们经常会用到的一种方法，这种方法将人的脸型分为7种。此外也有人提出因为人的脸型是三维立体的，应该也可以从侧面进行观察，于是根据人的正侧面轮廓线，将人的脸型分为6种。

表 2.1 脸型分法列表

形态法	字形法	亚洲人法	侧脸法
圆形脸型	国字形脸型	标准脸型	下凸形脸型
椭圆形脸型	目字形脸型	长形脸型	中凸形脸型
卵圆形脸型	田字形脸型	圆形脸型	上凸形脸型
倒卵圆形脸型	由字形脸型	方形脸型	直线形脸型
方形脸型	申字形脸型	正三角脸型	中凹形脸型
长方形脸型	甲字形脸型	倒三角脸型	和谐形脸型
梯形脸型	用字形脸型	菱形脸型	
倒梯形脸型	风字形脸型		
菱形脸型			
五角形脸型			

我们知道凡是符合黄金分割律的构造，在视觉上都会让人产生愉悦的印象，理想脸型的长与宽比例为 34：21，这个比例正好符合黄金分割率。大部分古罗马时期的人物塑像都会遵循这个法则，从而留下许多惊世之作。比较著名就有"奥古斯都像""维斯塔女神玛西玛"，还有伯拉克西特列斯的"泥多斯的维纳斯"，等等。巧合的是中国传统美学中也有"三庭五眼"的说法，这也是一个非常实用且有效的比例准则，对我们掌握头部的比例关系具有非常大的帮助。即便是有的人鼻子会长一点，有的可能眼睛会小一点，但人的比例关系总是基本保持一致的。工作中我们根据实际的情况，掌握正确的观察视角和透视关系来确定头部比例。

首先需要重点说明的是"三庭五眼"要从三维空间的角度去理解。从平视的正面观来看，我们将整个头部平均分为 7 等分，从前额的发际线到头顶为 1/7，从发际线在眉毛称为上停，然后是眉毛到鼻底称为中停，再就是鼻底到下巴称为下停，均为 2/7 的等分距离。而"五眼"是指以眼为长度单位来测量头部横向宽度的距离：两个内眼角之间有一眼的距离，从外眼角到发际线的距离侧面看是一眼的距离，因为"五眼"

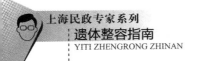
是三维的概念，所以从正面平视的角度来看并没有一眼的宽度。同时"三庭五眼"的纵向与横向参考线也为头部各器官确立了彼此之间的位置关系。

头面部各部分的器官之间构成的比例关系，能够让整个头部看上去更加和谐。只要我们能够掌握一些观察的技巧，就能够深入地了解它们背后所存在的内部联系和关系结构。

耳朵位于中庭的位置，从侧面观，也正好在头部高度的 1/2 处。从眼睛两侧的外眼角作一条辅助线交汇至鼻底，形成一个等腰直角三角形，这个三角形能够确定鼻子与眼睛之间的位置关系。从两侧外眼角的连线至唇突的位置，形成一个等边三角形，这个三角形能够确定嘴部与眼睛的关系。从两侧外眼角至额正中点，形成一个直角三角形，能够确定上停与眼睛的关系。而眼睛中点的水平连线正好能够将整个头面部一分为二。鼻头的宽度处于内眼角的垂直下沿线之间，而嘴唇的宽度正好在眼睛中点的下沿线之间。

这些辅助线能够帮助我们很好地认识面部的结构关系。当你熟练地掌握之后，就能够根据这些辅助线搞清楚面部各部分之间存在的联系，同时为后面的整容化妆，以及面部塑形打下坚实基础。

表 2.2　测量实际人体面部的黄金比例项目

	比　例　项　目
①	头部高度 ÷ 头部宽度
②	头顶到眼睛 ÷ 发际线到眼睛
③	眼睛到下巴 ÷ 鼻孔到下巴
④	发际线到眼睛 ÷ 眼睛到鼻孔
⑤	眼睛到嘴 ÷ 眼睛到鼻孔
⑥	鼻孔到下巴 ÷ 嘴到下巴
⑦	头部宽度 ÷ 双侧眼睛宽度
⑧	嘴部宽度 ÷ 鼻翼宽度
⑨	双侧眼角宽度 ÷ 嘴部宽度

3. 五官位置关系

（1）眉

眼睛到头顶方向约 1/5 的位置是眉毛，眉毛对眼睛有保护的作用，眉毛能够阻挡雨水或灰尘直接进入眼睛，同时也能够传递各种情绪。眉毛的结构由眶上缘将眉毛从中分为两段，内侧的一段眉毛由下往上长，外侧的一段眉毛由上往下长。眉的内端称为眉头；外端称为眉梢；上下两列眉毛的相交处成嵴状称为眉嵴。眉内侧略直，外侧成弓状。

（2）眼

眼睛由眶部、眼球、眼睑三部分构成。

① 眶部：构成眼外形的造型基础。由眶上缘、眶下缘、眶内缘、眶外缘构成。

眶上缘，其上部是突出的额平面，呈由外向内斜上的前突状，称"眉弓前突"。

眶下缘，是隆起球面颧骨上缘部。

眶外缘，呈锐角三角形的额颧突，下部急转于颞窝侧面。

眶内缘，上方有向下倾斜、成三角形平面的额鼻突，同眶上缘内侧缘构成一个深陷的内眼窝。

眶部中唯有眶内缘成钝角圆，其他三缘骨线较为明显，骨面转折显得锐利。

② 眼球：主要由内膜、中膜、外膜三层组织构成。

内膜，为视网膜，是视神经生长的地方，不显于眼部外形。

中膜，由虹膜和瞳孔构成。虹膜由环状的括约肌和放射状的开大肌构成。虹膜因含色素不同，有黄、绿、蓝不同人种的变化。瞳孔在虹膜中央，由双凸透镜状的晶体构成。虹膜和瞳孔在外形上，俗称眼球。

外膜，由白色不透明的坚韧带巩膜和透明的角膜构成。巩膜俗称"眼白"，在外形上占眼球表面的 5/6。在虹膜前，有一曲度较大的透明体，并附有神经末梢，占眼球表面积的 1/6，像一个钟罩扣在虹膜上，称角膜。在虹膜和角膜的连接处，有一个环状的巩膜静脉窦组织，能影响眼球的外形造型。

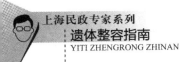

③ 眼睑：分为上、下眼睑，分别包围着眼球的外侧部。眼睑同眶上缘相连接的为上眼睑，同眶下缘连接的为下眼睑。上、下眼睑同上、下眶缘的连接处，皆成沟状。上眼睑覆盖眼球外部结构的 3/4 面积，下眼睑仅占 1/4 面积。一般来讲，眼睑的闭合是由上眼睑完成的。

上下眼睑中间的缝隙称眼裂。眼裂处形成上、下眼缘，下眼缘较宽。眼缘上长有睫毛。在眼裂内侧有个半圆形的泪囊，称为"内眼角"；在眼裂外侧，为上眼睑包含下眼睑的组织结构，称为外眼角。眼睛在整个头高的横向中线的位置，基本为球体，只有 1/3 露于眶外，由上下眼睑覆盖。眼睑之间为眼裂，眼裂呈现菱形，一般内低外高。眼角又分别叫内眦和外眦，内眦一侧有一个十分清晰的球形小突起叫泪阜。

（3）鼻

基本形可以看作是棱锥体，鼻头胶原可以看成是一个球体。主要由鼻软骨和鼻骨构成。鼻软骨包括一对侧软骨、一对大翼软骨和小翼软骨及中间的一块隔板。外形可分为鼻根、鼻梁、鼻背、鼻尖、鼻翼、鼻孔、鼻底等部分。鼻梁上端为鼻骨全长，下端为鼻隔板全长；鼻背主要由鼻背板软骨构成；鼻翼由小翼软骨构成；鼻尖，由鼻翼两侧大翼软骨和隔板下部构成；鼻底是由小翼软骨、鼻隔板同颜面相接的部位构成；鼻孔，由鼻软骨下部围成，并且成孔状。鼻骨和鼻软骨之间有一个角度，随着个体差异所形成的角度也不尽相同。鼻子是在面部三停的 1/3 中庭的位置。

（4）口

基本形可以看作是半圆柱体，这个形体是由上颌骨与下颌骨顶起口轮匝肌形成的，上颌骨为弓形隆起，成突起的椎体结构，所以上唇形成了曲面的形态。下颌骨前面较平，下唇成平面状。两口角位于两侧的尖齿之间。口鼻之间有一条沟叫人中，下唇与下巴之间有一条沟叫颏唇沟，上唇正中间的隆起叫唇珠，也叫上唇结节，上下唇之间的分界叫唇裂。

（5）耳

基本形状可以看成是 1/4 的苹果形。耳分为内耳、外耳两部分。外耳显于外形的部分称"耳郭"。耳部位于头侧中部，耳郭外形主要表现在耳孔周围。耳部的主要外形结构为：耳轮、耳窝、耳垂三部分。耳部突起的部分又可以分为耳轮、对耳轮、耳屏、对耳屏等结构组织，并且形成了耳部前侧的突起结构。耳部凹下的部分称耳窝，包括耳舟、三角窝、耳甲艇、耳甲腔，形成了耳郭前侧凹进的结构。耳部的位置，应在头侧 1/2 处稍后，这是因为耳孔恰位于头侧 1/2 处。再有，从后面看耳轮并非平面，而是呈回旋状的造型特点。耳部后，由于耳窝在前的凹凸，呈贝壳状，称为耳壳。耳郭的外形由于个体的不同，存在很大的差异。俗称的"迎风耳""垂肩耳"等不论特征如何，都表现在耳轮、耳垂上。

4. 头部形态的差异

除五官以外额头、下巴、颧骨和腮构成脸的基本形状。额和腮连成一片，下巴是一个半球体，从骨形上讲，男女差别比较明显。男子头骨骨点突出，脸型多方而直，男性的额头呈现方形，向后倾斜，眉弓突出。女性骨点较平，骨形较圆，脸型圆润，额头呈现圆形向前凸出，眉弓不明显。男子下颌角多凸起，下巴见方，女子下巴比较尖，下颌角不如男子宽。从体表上看，男子咬肌发达，脸膛有凹陷，颌骨的形状较明显，男子脸型较方直，多为目眦和国字脸型。女子脸庞脂肪丰厚，下巴尖而圆，脸颊圆润，多为甲字脸型和申字脸型。女性五官处眼睛外都小巧而圆润，男子五官粗大，线条方直。头部的形态差异主要取决于骨骼，因为头部除咬肌和颞肌外，肌肉都不发达。

儿童头部骨点不明显，从体表上看不到眉弓，鼻骨也较小，加之面颊脂肪丰厚，所以看上去是圆额头圆脸翘鼻子翘嘴。儿童头部各部分的比例与成人有所不同。儿童脑颅部分较大，面颅部分较小，随着年龄的增长，面颅越来越大。大人是眼睛在头部中间，儿童是眉毛在头部中间。儿童五官紧凑，下巴较短，下嘴唇位于下停中间。儿童与成人的比例不同在于由上至下逐步缩短。

老人有的由于牙齿脱落而下停缩短，最重要的是老人由于肌体衰老而皮肉松弛，除了脸上有明显的皱纹以外，步入中年以后的人随着年龄

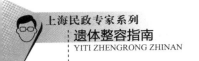

的增长，下眼睑会逐步出现泪囊下垂，将军纹、鱼尾纹逐渐明显，眶缘逐渐清晰，整个头部的骨型随之越来越明显。

三、身体结构

在描述身体的时候，我们通常都喜欢用头长来进行表述。美学中对于人体的解读，是以脐点为分割点，将人体的上半身与下半身按照5∶8的比例进行分割，这个比例接近黄金律。成年人的各个人体尺寸之间存在一定比例关系，了解这个比例关系，就能够通过身高，推算出人体其他部分的大致尺寸。虽然这种方法具有一定的局限性，所推算出的数值也并非精确值，但可以为遗体整形提供有价值的参考依据。

因为身体的比例每个人都是不一样的，不同种族、不同地区人的身体比例关系各不相同，黑人的四肢较长，躯干较短；黄种人的四肢较短，躯干较长；白种人的四肢与躯干比例处于黑种人和黄种人之间。

表 2.3　黄种人身体比例关系

比例名称	男　性	女　性
两臂展开长度与身高之比值	102.0	101.0
肩峰至头顶与身高之比值	17.6	17.9
上肢长度与身高之比值	44.2	44.4
下肢长度与身高之比值	52.3	52.0
上臂长度与身高之比值	19.9	18.8
前臂长度与身高之比值	14.3	14.1
大腿长度与身高之比值	24.6	24.2
小腿长度与身高之比值	23.5	23.4

（数据来源：《人体测量方法》）

一个成年男子的肩膀的宽度等于他的身高的1/4，也等于头部高度的2倍。将双臂展开，从左手中指指尖到右手的中指指尖的长度等于他的身高，也等于8个头部的长度。这个数值不是一个绝对值，它只是一个参考值，在实际工作中所测量获得数据显示大部分人在 7.6—8.2 之间。

我们将人体分为两个或者三个部分，以便于理解。头部占据全部身高的 1/8。除去头部以后，身体的 1/3 就是腿部的开始处。体长的距离分为三个部分，从脚底至膝盖；再来就是膝盖到骨盆；最后是骨盆到下巴；手臂＝上臂（$1\frac{1}{3}$个头长）＋前臂（1 头长）＋手（$\frac{2}{3}$个头长）＝3 个头长。从下巴到头顶的长度等于脚底到脚趾间的距离。脸的长度等于手的长度。从手腕到中指指尖等于下巴到发际线的距离。脖子——从下巴到胸骨凹槽，等于头的高度的 1/2。

如果我们需要通过比例关系来确定身体各部分的尺寸，那首先要了解人体的体长的尺寸，以及至少 2 个以上具有比例关系的尺寸，来确定各部分的比例。然后，可以决定身体比例是什么。但在实际的整形工作中，你会发现所测量和推算的尺寸会与实际存在一定的偏差，那是因为每个人的比例不一定都能够符合规范的尺寸。身体的比例作为一个参考值，只是为我们的工作设定一个区间，接下来就要依靠我们的经验了。

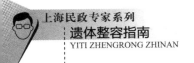

第三节　人体测量运用

测量是一项非常严谨的工作，每一项数据值在特定的时候都具有一定的代表性和意义。我们能够从人体测量学中获取非常丰富的知识，应用于实际工作中，并发挥重要的作用。遗体整容很多时候都需要面对肢体残缺的情况，对符合人体的结构比例以及黄金分割规律的残缺肢体进行测量，所获得的数据能够帮助我们有效地进行推算。而精确的测量形体数据是确保精准复原的有效方法之一。当然人体测量的项目很多，在我们的日常生活中的健康体检就包含了身高、体重、肺活量等项目。对于遗体的测量要分门别类按需进行，只获取对于整容有帮助的数据。而锁定的每一项测量项目的数值，都有助于我们更加精确地对缺损组织进行复原。

一、测量姿势

在对遗体测量时我们主要应用的是形态测量的方法，测量包括头面部和体部。在这个过程中会受到测量设备、测量人员以及测量技术方法的影响，为了规避客观因素对测量数据造成干扰，提升获取数据的精度，对于遗体的测量姿势必须做统一的规范。

1. 标准姿势

遗体平躺仰卧，双手放于身体两侧，双腿并拢，头面部朝上，眉心、鼻尖与肚脐呈直线。

【温馨提示】

① 未解冻遗体需解冻后恢复测量姿势进行测量。

② 体型变形遗体需要矫正体位恢复测量姿势后进行测量。

2. 测量方位术语

遗体测量需要对被测对象的测量点进行位置描述，以便在测量过程中测量人员明确标注和记录所测数据。下列术语系根据人体测量术语国家标准《GB 3975-83》的基础上形成。下列术语所规定的测量点和测量项目术语，只有在被测者姿势和测量基准面符合要求的前提下有效。

（1）基本术语

矢状面：是通过人体中线，将人体分为左右对称的两个部分。

水平面：垂直于矢状面，将人体分为上下两个部分的平面。

（2）方位术语

前面：靠近胸腹部。

后面：靠近背部。

上面：靠近头侧。

下面：靠近足侧。

内侧：靠近矢状面。

外侧：远离矢状面。

（3）头部测点术语

头顶点：头顶部正中最高点。

发缘点：前额发缘与正中线交点。

眉间点：额头下部，鼻根上方，两眉隆起部之间与正中线相交。

鼻梁点：在正中线上鼻梁的最凹陷点。

鼻下点：在正中矢状面上，鼻中隔与上唇皮肤所构成的角的最深点。

颏下点：颏部在正中矢状面上的最低点。

瞳孔点：瞳孔中心点。

眼内角点：在眼裂内角上、下眼睑缘的相接点。

眶下点：眼眶下缘的最低点。

颧点：颧弓上向外侧最突出的点。

口角点：口裂的外角上、下唇黏膜缘的外侧端相接的点。

鼻翼点：鼻翼最外侧点。

颅侧点：颅骨侧部向外最凸出点。

耳屏点：耳屏软骨上缘，耳轮脚基部向颅骨测部皮肤过渡点。

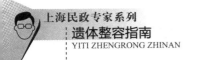

枕后点：在正中矢状面上，枕部离眉间点最远的点。

枕外隆突点：枕外隆突上最突出的点。

（4）体部和四肢测量点

脐点：脐部的中心点。

肩峰点：肩胛骨的肩峰外侧缘上，向外最凸出的点。

锁骨凹点：两侧锁骨头内侧，与正中线上的凹点。

髂前上棘点：髂前上棘向前下方最凸出的点。

大转子点：股骨大转子的最高点。

桡骨点：桡骨小头上缘的最高点。

指尖点：手中指尖端最向下的点。

胫骨点：胫骨上端内侧的髁内侧缘上最高点。

内踝点：胫骨的下端点。

足根后点：足后跟部向后最突出的点。

趾尖点：离足后跟最远的足趾的端点。

【温馨提示】遗体平躺时，手臂自然外翻，所以测量臂长时选择桡侧点。

二、测量项目

表 2.4　头部测量项目列表

	头　部	眼　部	耳部	口部	鼻部
测量项目	最大长	瞳孔间距	耳宽	口宽	鼻长
	最大宽	内眼角间距	耳长	口唇弧度	鼻翼宽
	最大高	内外眼角间距	耳背夹角	唇突夹角	鼻头高
	头围	瞳孔下颏间距	耳屏斜角	下唇鼻底间距	鼻头夹角
	面宽	眼球高度	耳轮弧度	上下唇间距	鼻唇夹角
	面长	眼眶长宽	耳屏间距	下颏弧度	鼻梁夹角
	腮夹角	眉骨宽高			鼻中隔弧度

表 2.5　体部和四肢测量项目列表

	躯　　体	上肢部	下肢部
测量项目	体最大长	前臂长	大腿长
	体最大宽	前臂宽	大腿宽
	三围	上臂长	小腿长
	胸宽	上臂宽	小腿宽
	胸厚	手臂全长	下肢全长
	乳点间距	手掌宽	足宽
		手掌长	足长

这些数据可以用人们所熟悉的器物如千克测量计、测径器、卷尺等来测得。只要选好可靠的测量点，亦即人体上的所谓"陆标"（landmark），同时把测量方法标准化，所得结果可以非常精确。

【温馨提示】遗体测量项目很多，整形师需要根据实际工作的需要有所取舍，围绕整形部位测量有效数据。

三、测量工具

在对遗体进行形态测量的时候测量工具是不可缺少的，这直接关系到测量结果的准确性。并且测量工具要具有轻巧、便捷、精确、美观、耐用等特点。测量工具种类繁多，已知的就有 20 多种，下面介绍几种常用的测量工具：

1. 直脚规

直脚规是测量中经常使用到的一种工具，主要由固定直脚、活动直脚、主尺和尺框等组成。固定直脚与活动直脚的一端扁平呈鸭嘴形，另一端尖锐，主要用于测量骨骼。直脚规的主尺范围是 0—200 mm，可测量 200 mm 范围以内的直线距离。

2. 弯脚规

弯脚规由左弯脚、右弯脚、主尺和尺框构成。可用于测量活体和骨

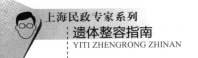

骼。弯脚规的主尺范围是 0—300 mm，可测量 300 mm 范围以内的直线距离。

3．三脚平行规

三脚平行规由固定脚、活动脚、中间竖尺和尺框构成，主尺的测量范围是 0—250 mm，中间竖尺的测量范围是 0±50 mm，可测量 250 mm 范围以内的直线距离和投影距离。

4．人体测高仪

人体测高仪又称为马丁测高仪。由主尺杆、固定尺座、活动尺座、管形尺框、两支直尺和两支弯尺构成。3—4 节金属管相互套接而成，测量范围是 0—2 000 mm。可测量人体的身高、坐高和体部的各种高度。当它的第一节金属管的固定尺座与活动尺座各插一支直尺时，可作为大型活动直脚规使用。可测活体的肩宽、胸宽等，也可测骨骼的股骨体长等。在活动尺座和固定尽座各插一支弯脚时，可作为大型弯脚规使用，用于测量胸部矢状径等。

5．软尺

软尺是一种常用的测量工具，尺寸是以厘米（cm）为单位。在对曲面长度的测量中起到关键的作用。

6．附着式量角器

附着式量角器主要由垂直针、刻度盘、支撑框、弹簧片及紧固螺钉组成。将仪器的支撑框套入直脚规的固定脚，可测量颅骨的各种角度。

四、测量方法

对于人体头部和全身的测量，在国际上已经有统一的规定和标准。必须按照标准化的方法与步骤严格地进行。

1．头面部平面确定

头面部的标准平面，又称为法兰克福平面[①]。使头部两侧耳门上缘点与眼眶下缘点处于水平位置，因此称为耳眼平面。

---

① 法兰克福平面：是 1884 年在德国法兰克福召开测定方法协定会议时确定的。

（1）遗体确定耳眼平面方法

使遗体面部向上，保持与身体同一水平位，在两侧耳门上缘点的皮肤上和眼眶下缘点用专用的记号笔做标记，头部右侧标记点位置放上等高尺，测量者在头部左侧位置观测，左侧两处标记点与等高尺保持垂直，则表明耳眼处于同一平面。

（2）头颅残缺遗体测量方法

头骨残缺测量时，先将被测点的骨骼进行复原，后与正常的耳眼平面测量方法相同，如果一侧眼眶下缘缺损则选择另一侧为测量点。

在这样的位置测得的头部最高点至下颌下缘最低点的垂直高度，谓头高。对人体全身的测量，应使用人体持正位的姿势，在这个姿势时所测得的从头顶至地面的高度，谓身高。

2．头面部测量

（1）遗体头部长度测量方法

遗体按照标准的测量姿势摆放，将等高尺放在头颅顶端，贴紧头骨，另一把等高尺上加装一横杆，放于颈部一侧，横杆贴紧下颏，用直角规测量两个等高尺之间的直线距离。

（2）遗体头部宽度测量方法

头部宽度主要有三个测量点，一是脑颅宽度，遗体保持测量姿势，在耳朵上方脑颅最宽处，两侧各放一把等高尺，贴紧颅骨最突出端，用卡尺测量之间的直线距离。二是面宽，在面部颧骨侧面颧弓最突出端标记点，用弯脚规对标记点进行测量。三是腮宽，方法同面宽测量方法相同。

（3）遗体头围测量方法

软尺零点置于眉间点上，将软尺从头的左侧绕经枕后点，然后转向头的右侧回至眉间点。软尺应紧贴皮肤，有头发的部分稍压紧，女性需要散开发辫。

（4）遗体头部高度测量方法

在正中矢状面上，从眉间点至颅后点的最大直线距离，用弯脚规测量。

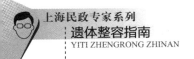
3. 鼻子测量

（1）鼻子长度测量方法

确定鼻根与鼻底测量点的位置，用记号笔标注确定，用直脚规量取鼻根至鼻底之间的直线距离。

（2）鼻子宽度测量方法

鼻子的宽度主要有两种，一是鼻梁宽度，内眼角连线两侧鼻梁皮肤的转折点标记，用卡尺垂直测量。二是鼻翼宽度，用直脚规测量鼻翼两侧最宽处的间距，直脚规保持与鼻孔面平行。

（3）鼻子角度测量方法

鼻子角度主要是从鼻梁到鼻头再到鼻底所形成的夹角，将附着式量角器置于鼻梁正中线上，垂直指针置于鼻底量取夹角。量角器与正中矢状面保持同一平面。

4. 耳朵测量

（1）耳朵宽度测量方法

取靠近颞部内侧耳轮外端与耳屏连线为第一测点，外侧耳轮最突出端为第二测点，用直脚规贴近耳朵保持平行，测量最宽处的间距。

（2）耳朵长度测量方法

直脚规贴近耳朵，保持与外耳轮顶端与耳垂平行，测量直线最大距离。

5. 嘴巴测量

口宽度测量方法：口部宽度测量点是左右两侧唇角上下唇黏膜结合处，使用直脚规与面部保持平行，测量口部唇角间距。

6. 眼睛测量

（1）瞳孔间距测量方法

以眼球凸出最高点为测量点，将直尺保持与面部平行，读取数据值，观察时要保持观察角度与被测点垂直。

（2）眼眶测量方法

根据眼睛眼睑的位置将眼眶分为上下两部分，上部的标记点与眉毛位置重叠，分为眉头点、眉中点、眉尾点，下部的标记点在上部标记点对应的垂直线上，用卡尺或者直尺分别测量标记点之间的直线距离。

（3）眼睛位置测量方法

将等高尺置于头顶最凸出端，贴紧头皮，用直尺测量瞳孔最高点与等高尺之间的直线距离。

7. 躯体测量

躯体测量所包含的内容，主要是针对遗体的体长和宽度，以及四肢局部形态的结构尺寸。

（1）体长测量方法

一是使用软尺测量头顶至足根的直线距离。二是测量颏下点至足根的直线距离。三是测量颈窝点至足根的直线距离。四是测量脐点至足根直线距离。

（2）体宽测量方法

一是最大体宽，两上肢向外最凸出部之间的横向水平直线距离，用直脚规测量。二是肩宽，左右肩峰点之间直线距离。三是腰宽，腰部两端外侧最凸出的部位横向水平直线距离。

（3）上肢测量

测量肩峰点至中指之间点的直线距离，遗体自然平卧，上肢放于体侧两边，使用高度尺制作标记点，用直尺测量之间距离。

（4）手长与手宽测量

长度，将遗体手掌放于一张 A4 纸上，用记号笔标注测量点，桡骨茎突点和尺骨茎突点连线中点，中指指端。宽度，桡侧掌骨点至尺侧掌骨点直线距离。在标记点上直接用直尺进行测量。

（5）下肢测量

下肢测量方法有很多种，主要是看以哪个测量点为依据进行测量。测量点分别是，第一，髂前上棘长作为下肢长，减去适当数值，体长130 cm 以下，减去 15 mm；在 131—150 cm，减去 20 mm；在 151—165 cm，减去 30 mm；在 166—175 cm，应减去 40 mm；在 176 cm 以上的应减去 50 mm。第二，以耻骨联合长作为下肢长，耻骨联合长 + 35 mm，耻骨联合长 + 体长 × 70/33 × 100。

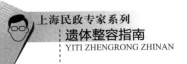

五、数据运用

遗体测量数值作为整容中的客观依据，可以帮助整容师把握形体结构的比例计算结果的精确性。上面介绍的是一些主要的测量项目，当然测量的项目和方法还有很多，每个人的面部长相具有不同的特征点，整形师在实际的工作过程中要结合操作需要灵活运用，懂得取舍，学会判断哪些是有效数据。

1. 推算身高

身高推算公式的单位［年龄（岁）、身高（cm）、围度（cm）］

（1）身高（男）＝ 64.19 －（0.04 × 年龄）＋（0.02 × 膝高）cm

（2）身高（女）＝ 84.88 －（0.24 × 年龄）＋（1.83 × 膝高）cm

表 2.6　亚洲人种身高分类标准

类　别	高度（mm）	
	男	女
很矮	≤ 1 499	≤ 1 399
矮	1 500—1 599	1 400—1 489
亚中等	1 600—1 639	1 490—1 529
中等	1 640—1 669	1 530—1 559
超中等	1 670—1 699	1 560—1 589
高	1 700—1 799	1 590—1 679
很高	≥ 1 800	≥ 1 680

（数据来源：《人体测量方法》）

2. 推算头部各尺寸

（1）头长宽指数 ＝ $\dfrac{\text{头宽或最大宽}}{\text{头长或最大长}}$ × 100

表 2.7　亚洲人种头型分类标准

类　别	指　数
特长头型	≤ 70.9
长头型	71.0—75.9
中头型	76.0—80.9
圆头型	81.0—85.4
特圆头型	85.5—90.9
超圆头型	≥ 91.0

（数据来源：《人体测量方法》）

（2）计算方式

表 2.8　推测系数列表

类型	计算公式	比例系数
头长	身高 ÷ 系数	0.80—0.85
头宽	身高 ÷ 系数	0.76—0.82
头高	头长 × 系数	0.57
鼻长	头长 × 系数	0.28
鼻宽	面宽 ÷ 系数	4.37
眼宽	面宽 ÷ 系数	4.37
嘴宽	面宽 ÷ 系数	2.18

（数据来源：《人体测量方法》）

所获取的人体测量数据，结合人体的比例关系进行反复推算和比对，能够更加精准地在遗体整形中掌握形态结构。

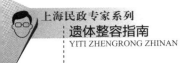

第四节　遗体体貌变化

大多数人都认为死亡是静止的，其实从死亡发生开始，遗体就一直处于不断变化的过程中，只是这些变化非常缓慢。正常死亡的遗体，首先是肤色会变得苍白、没有血色，随着保存时间越久，皮肤变得越暗淡，甚至表面会出现油脂。面部五官会随着水分蒸发，出现脱水变形，眼睛会渗出黏稠的液体，眼球浑浊凹陷；皮肤下垂会让皱纹变淡；头部骨骼凸出，骨点明显，肌肉松弛，下颌及腮等低下部位组织堆积，面部轮廓变大，头发干枯无光泽等。另外一些非正常死亡的遗体，在外界暴力因素的影响下，形体变化的过程会更加严重一些，甚至有时候还会出现局部组织和器官缺失等情况。通过对专业知识的学习，我们可以了解大部分遗体变化的原因和过程，甚至有时候还能够预计、推断出变化的速度及结果。

一、遗体体貌变化因素

无论是正常死亡或非正常死亡的遗体，其变化的表现就是在皮肤色泽和形体上。在人体解剖学中，我们了解到人体的皮肤是一种软组织，没有固定的形态。其结构完全由骨骼与骨骼肌来决定，皮肤变化是在颜色和弹性张力上。正常人肤色是由皮肤中的色素含量多少来决定，而遗体的肤色主要与血色素沉降因素相关。皮脂纤维在细胞自溶的作用下逐渐失去弹性，被重力影响会自然向低位方向下垂。在现实中，遗体体位对于容貌变化的影响具有普遍性。人体中有血液、细胞间液、水分等流动性液体，会随着重力方向发生改变。当遗体体位呈水平仰卧状时，在自然重力的影响下，体液会沿着重力方向沉积在背部等低下部位，相同的姿势保持时间越久现象就越明显。大部分老年人遗体，皮下肌肉和纤维组织失去弹性，也会随着沉降的方向发生改变，从而导致下颌及颜面部两侧变宽，皮脂结构松散的则表现更为明显。就像在生活中，有时候我们睡觉睡久了脸部会出现水肿，站立或行走久了腿部会出现水肿一样。虽然这是一种显而易见的物理现象，然而体位对于容貌的影响却是客观存在的事实。大部分老年人遗体，特别是面颊消瘦的，在这样的体位下持续时间越久，面部的骨点特征越凸出。从而形成颜面上较高部位看起来比较消瘦，骨骼显露清晰，而低下部位的肿胀又会改变整个脸型的结构。所以对于正常死亡的遗体而言，血液沉降的方向和速度，以及遗体体位变化的因素是导致皮肤变化的主要因素之一。

除了血液和体位问题之外，另一种比较常见的就是病理因素了。死亡与疾病就像是难兄难弟，90％的遗体生前都患有各类疾病。这其中患有恶性肿瘤、消化道疾病以及遗传类疾病等都会造成面容的不同程度的改变。疾病因素同样也会造成肤色的变化，例如：患有心脑血管疾病的遗体，由于静脉血管回流障碍，导致从心脏出发的血液长时间滞留在脑部，面部会呈现出不同程度的紫红色。由疾病引起的皮肤变化有：①紫绀。由于机体缺氧，皮肤及黏膜呈现弥漫性青紫颜色，即称为紫绀。紫绀在皮肤较薄、色素少而血液充足的部位最容易发现，因此在口唇、口腔黏膜、结合膜、鼻炎、两颊部、耳垂、指甲床等处紫绀常比较明显。②黄疸。指皮肤、巩膜由于血浆胆红素浓度增高而黄染的现象。引起黄疸的主要疾病有：肝外胆道阻塞性疾病，如：胆总管和肝管结石、胰头癌、胆狭窄段先天性胆管闭锁等；肝内胆小管机械性梗阻，如：原发性胆汁性肝硬化、原发性硬化性胆汁管炎、胆管细胞性肝癌等；肝细胞变性坏死，如：病毒性肝炎、药物中毒性肝炎、结节性肝硬化、充血性心力衰竭、肝癌、淋巴癌等；各类严重的溶血性贫血，如：先天性溶血性贫血、药物性溶血、异型输血等。③水肿。水肿为细胞外液在细胞间隙储留过多引起。发生水肿的皮肤部位多呈紧张而有光泽，手指按压可造成凹陷，故称凹陷性水肿。可以分布于全身，也可以在身体某一局部出现。水肿发生的基本原理是血液静脉压的增高或淋巴回流受阻和血浆胶体渗透压的降低，促使血管或淋巴管内液体流向组织间隙而造成水肿。

大部分疾病对于遗体面容的结构不会产生影响，唯独一些恶性组织细胞增生会在不同的程度上影响遗体面容。无论这样的细胞增生发生在

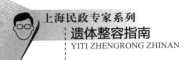

身体的哪个位置，都会大量破坏和阻碍原有健康细胞的成长，以及疯狂地掠夺身体赖以生存的营养物质，恶性细胞组织增生具有生长迅速、与周围组织粘连、边界不清等特性，间接或直接造成局部和大面积的组织坏死。更为严重的可能对肌肉纤维以及骨骼造成侵蚀，从而导致糜烂后的结构移位，在不同程度上引起周边组织或器官的收缩变形。恶性肿瘤或恶性细胞增生等一类疾病，都属于病理型因素。当然，现实生活中还有许多真实的案例可以提供给大家来共同研究。

针对病理因素引起的容貌变化，我们需要了解相对应的疾病类型。在众多症状中，有属于组织细胞类的、淋巴系统类的，也有属于遗传病类的。在这其中，恶性细胞增生对于人体的软组织破坏性极强，也是引起面容变化的最大因素。

【案例一】

巨脑症是一种罕见的遗传性疾病。巨脑症最重者可达 2 850 g，脑回巨大，重量也可在正常范围内。患儿可见脑回结构复杂，神经元数目和大小均有增加。脑室正常。胶质细胞增生、结节性硬化、脑脂质沉积病、白质海绵状变性及亚历山大病等改变均可见到。常并发神经系统其他畸形。

【案例二】

口腔癌是发生在口腔的恶性肿瘤之总称，大部分属于鳞状上皮细胞癌，即所谓的黏膜发生变异。在临床实践中口腔癌包括牙龈癌、舌癌、软硬腭癌、颌骨癌、口底癌、口咽癌、涎腺癌、唇癌和上颌窦癌以及发生于颜面部皮肤黏膜的癌症等。口腔癌是头颈部较常见的恶性肿瘤之一。

【案例三】

黑色素瘤又称恶性黑色素瘤。是一种与骨伤科有关的皮肤肿瘤。良性黑色素瘤又称色素痣，多不引起注意。黑色素瘤可以一开始即为恶性，但通常由交界痣恶变而来。这是一种恶性程度较高的肿瘤，较为常见。多见于 30 岁以上的成年人，男女之比为 2∶1。好发部位为下肢，以足部为最多，其次是上肢、头颈、躯干等处。

【案例四】

象腿病的学名为下肢淋巴水肿，俗称"象皮腿"。淋巴液回流障碍，使淋巴液在皮下组织积聚而引起纤维增生、脂肪硬化，后期肢体肿胀，而且皮肤增厚、粗糙、坚如象皮，故又称"象皮肿"。可发生于外生殖器、上肢，以下肢为最多见。动脉与静脉之间出现不经过毛细血管网的异常短路通道，即形成动静脉瘘，可分为先天性和后天性两类。先天性动静脉瘘起因于血管发育异常；后天性大多数由创伤引起，故又称损伤性动静脉瘘。

尸体会随着环境因素以及某些客观因素和自身组织的内在变化而在外观形体产生影响。人体的变化与各类细胞的成长与更新速度密切相关，而尸体则与细胞的消亡速度有关。软组织液化是尸体变化的一个过程，细胞死亡后细胞壁破裂，细胞液从细胞内流出，细胞排列规律被破坏，体液会沿着外力作用方向移动。殡仪馆对遗体保存，采用的是冰柜冷藏或冷冻的方式。（通常冷藏的预设温度为 0 ℃—4 ℃，而冷冻则是 –10 ℃—–20 ℃）无论是冷藏还是冷冻，随着保存时间的长短都会造成遗体面部皮脂较少区域，特别是口唇、眼睛、鼻子等部位发生严重脱水变形等情况。这些部位周围的皮肤也会变得紧绷。老年人的遗体会造成面部皱纹淡化，而年轻人的遗体，面部则会出现不自然的褶皱。少部分非正常死亡的遗体，因体表创面大则变形的概率会更高。

最后，对于体貌影响最大的还是创伤型因素。2006 年，某省某公司粉状乳化炸药生产工房发生爆炸，造成 16 人死亡。尸体被炸得四分五裂，残碎的组织挂满了整个山坡。现场几乎找不到完整的人形，遗留的尸块、残肢都不到手掌大小，很多收尸人都称从来没有见过这么惨烈的场面。虽然这种事故类型的遗体从死亡率角度而言发生概率并不高，仅占到死亡率的 0.2％左右。但暴力创伤对于体貌的影响，却是这些因素中破坏力与视觉冲击最大的。

二、学会观察遗体

正如上述所说的那样，遗体的体貌会随着体位、病理以及创伤等因

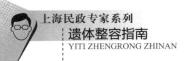

素发生不同的变化。遗体整容化妆手术，注重的是对于形体和容貌的复原。而研究和掌握人类体貌变化的规律有助于在操作中对于局部形体的认知。针对在不断变化中的遗体，我们要掌握科学的方法，在日常工作中注重观察。

对遗体容易发生变形的部位进行测量，将所测的数据进行记录保存，在之后的过程中要每天对相同测量点进行同样方式的测量，通过数据对比及时掌握遗体变化的过程和速度。测量部位包括眼睛、鼻头、耳朵、嘴唇、额宽、腮宽等，你可以从中选择几个。在测量点标注记号，通过工具进行接触式测量。只要你的方法正确，就能够获得精确的数据，而这些数据就是最好的参考依据。

相比数据测量的方式，外形结构观察的主观性会更强一点。这种观察方式，注重的是观察视角。观察时要求每一次的视角都必须相同，观察视角分为正视角，顶视角，左、右侧视角。如果发生偏移，基本结构也会随着观察角度的变化而变化，形体同样会因为角度的原因发生巨大的改变。以观察遗体头部为例：在顶视角观察额角点，左右瞳孔的高度与鼻梁之间的变化，左右颧骨点和下颏点；在正视角可观察鼻长与嘴形，以及面部轮廓的变化；左右侧视角可观察耳垂位置的高低变化，通过面部三角关系来判断容貌变化的情况。如果你还是无法入门，有一个比较简单的方法，即站在四个视角用手机拍照，将前后的照片进行对比，这样会比较容易一些。

一个好的观察习惯和方式，能够在工作中给予我们很多助力。通过五官排列高度和曲面弧度的特点，以及五官之间所形成的角度关系，可以作为我们检查形体准确与否的客观依据。同时，在后面的塑形中也会使用相同的方法。

第三章
实用整容技术

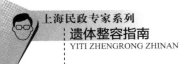
　　遗体整容并非是为了达到美化外貌的效果，其主要目的是以手术的方式修复各种组织缺损或因客观原因导致的组织变形，以改善或恢复遗体外貌。遗体整容所包含的范围主要是皮肤、肌肉及骨骼的创伤、缺损、先天性畸形或病理性组织坏死等。从技术角度可分为：常规遗体整容、特殊遗体整容、毛发制作技术、面容化妆技术以及沐浴更衣等。如果你还是零基础，下面的内容或许对你是有帮助的。在本章节中已经整理出一些实用的整形技术方式可供你参考学习。

第一节　常规整容

遗体常规整容是针对正常死亡遗体的操作，属于在化妆前的必要操作工序。操作范围除了简单的调整遗体体位外，主要是针对遗体面部尸僵缓解引起的口、眼不能正常闭合，以及因疾病、脱水或其他原因造成的面颊过度消瘦、眼睛凹陷、口唇与鼻尖走形等情况进行整形。通过常规整容的方式能够使遗体面部局部形态得到有效的改善。

一、整容工具

1. 手术镊

手术镊用于夹持和提起组织，以利于解剖及缝合，也可夹持缝针及敷料等。手术镊有不同的长度，分有齿镊和无齿镊二种：

（1）有齿镊

有齿镊的尖端有齿，齿又分为粗齿与细齿，粗齿镊用于夹持较硬的组织，损伤性较大；细齿镊用于精细手术，如肌腱缝合、整形手术等。因尖端有钩齿、夹持牢固，但对组织有一定损伤。

（2）无齿镊

无齿镊尖端无钩齿，用于夹持脆弱的组织及敷料，浅部操作时用短镊，深部操作时用长镊。

2. 圆头镊

圆头镊用于较大或较厚的组织及牵拉皮肤切口。

3. 眼科镊

眼科镊用于夹捏细软组织。

4. 手术剪

手术剪是整容手术中的一种常用器械，主要用于剪断皮肤或肌肉等粗软组织。也可用来分离组织，即利用剪刀的尖端插入组织间隙，分离无大血管的结缔组织等。

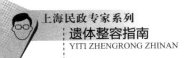
5. 组织剪

组织剪多为弯剪，锐利而精细，用来解剖、剪断或分离剪开组织。

6. 线剪

线剪多为直剪，主要用来剪断缝线、敷料等。

7. 缝合针

缝合针主要用于口腔闭合与埋线手术操作，常用的有圆针和角针，弧度根据实际需要分为 1/2、3/8 等。

8. 注射器

注射器多用于皮下和肌肉注射微整形使用，根据用途可分为 5 mm、10 mm、20 mm、60 mm 等各种规格。

9. 穿刺针

穿刺针是对皮下和肌肉注射的常用器械，根据用途可分为不同的尺寸。

10. 手术刀

手术刀是由刀柄和刀片组成的用于切割人体组织的特制刀具，是遗体整形手术中不可缺少的手术工具。

二、整形材料

1. 皮肤黏合剂

皮肤黏合剂是一种医用胶，用来黏合较小的皮肤创口。常用的医用胶有氰基丙烯酸异丁酯（Isobuty 1-2-Cyanoacry-late，IBC）、氰基丙烯酸甲酯、氰基丙烯酸烷（Alky 1-2-Cyanoacrylate，Biobond，Aron-Alpha）等。

2. 医用脱脂棉

医用脱脂棉是医疗行业用于伤口处理的主要卫生材料，也是遗体整容中经常使用的材料。由原棉经除去夹杂物，脱脂、漂白、洗涤、干燥、整理加工而成。在遗体整容中主要用于口鼻腔堵塞和面颊填充的原料。依据国家食品药品监督管理总局 2015 年 3 月 2 日发布的第 8 号公告中 YY/T 0330-2015《医用脱脂棉》的标准进行检验和生产。

3．组织缝合线

宝塔线是在缝合操作中最常用的，其优点是强度高、不易折断、价格低廉，缺点是缝合后容易损伤皮肤组织。除了宝塔线之外，我们还经常使用的有，尼龙线、聚丙烯线、涤纶线等材料。

4．75％医用酒精

医用酒精的主要成分是乙醇。医用酒精通常使用浓度为75％的酒精，具有医用消毒作用。

5．眼帽

眼帽材质为ABS塑料，呈半球状，外凸的表面上下各有倒齿。

6．唇帽

唇帽材质为ABS塑料，呈圆弧状透明薄片，上下表面有倒齿。

三、整容方法

常规整容方法主要是针对面部变形部位的复位技术。如前文中所说，遗体随着存放时间的长短会发生一些变化。这些改变主要集中在面部，特别是口眼不能自然闭合等情况。而逝者亲属最希望能够在最后瞻仰遗容时，看到的仿佛是一张熟睡中的面容。下面我们按照整容的位置将其分为四个部分介绍。

1．眼部整容

导致眼睛不能闭合的原因很多，如尸僵缓解、皮肤脱水、皮脂退化等情况都会造成遗体眼睛的闭合障碍。通过细致观察，了解闭合障碍的原因，才能使用正确的方法来解决问题。下面介绍几种常用的闭合方法。

（1）按摩法

在许多的影视作品中经常会看到，在送走自己的亲人时，很多人都会用手在脸上抹一下，然后逝者的眼睛就会自然地闭合起来。当然这只是影视剧中的剧情，现实生活中有很多时候，即便是遗体眼睛闭合得很好，在经过一段时间后也会微微地张开。这主要是因为当死亡发生后，大脑失去了对身体机能的控制，眼睛周围的肌肉群在一段时间后逐渐松

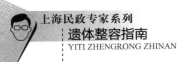
弛，眼睛会发生闭合不完全的情况。随着尸僵现象的发生，这样的状态就被一直保持下来了。遇到这样的情况，我们可以通过按摩眼部周围的肌肉群，使尸僵迅速缓解，然后将眼睑重新闭合好。这是一种比较简单和实用的方法，主要是运用拇指或食指的指肚，按照由上而下的顺序按住眼眶内侧皮肤进行按摩。

（2）擦拭法

有时候遗体的眼内会有液体产生，这个时候通过按摩法也没有办法使眼睛完全闭合时，我们可以尝试用擦拭法。其操作过程主要是用手术镊夹持小片药棉，沾上酒精，对眼睑内部、眼球表面进行擦拭。具体方法是：手术镊夹住棉片一端，将小片棉花顺时针包裹在手术镊前端1 cm长，沾上酒精，将手术镊压在下眼睑靠近睑缘的地方，手术镊与眼裂尽可能平行，然后拇指与食指逆时针转动，当棉花进入上眼睑后，手术镊调整方向，与眼裂水平垂直，沿内眦至外眦来回擦拭2遍即可。擦拭下眼睑方法与上眼睑相同。如果你是第一次这样操作，这个过程可能会让你感觉有一点不适。经过擦拭后，棉球会将眼球表面的体液清除干净，酒精会很快挥发，眼球表面变得比较干燥，这个时候再运用按摩法将眼睑闭合，效果会很不错。

（3）填充法

填充法主要是针对以上两种方法都无法解决的一些特殊情况，如：眼球塌陷、眼周围脱水严重、皮脂退化等。情况最严重的就是眼眶骨完全凸出，眼球深陷，眼裂不能完全闭合。这也是我们在工作中经常会遇到的。当遇到这样的情况时，通过前面两种方法均不能完全使眼睛闭合起来时，填充法是一种很好的选择。对眼睛部位进行填充，能够让眼睛看上去外形饱满，这涉及局部微整形的一些概念。眼睛填充分为三种方法：

① 注射填充。注射填充主要分为眼球注射和眶内肌肉注射，其主要目的都是为了使眼部变得饱满。对眼球注射时，用5 mm的注射器内装填上液体凝胶类填充液，用食指和拇指分离上下眼睑，并按压外侧，使眼球近鼻侧隆起，选择靠近内眦侧为注射点，将针头呈45°角刺入眼

球下半部分，注射计量2—3 mL，以眼球饱满为宜。注射完成后，用手术镊夹持小棉片放在注射点上，在棉片上滴一点皮肤胶水（注：也可以将注射凝胶替换成防腐液）。对眶内肌肉注射时，注射点可选择眉峰点，注射器与皮肤角度＜30°。在眼睑皮肤下的肌肉群内进行注射，指肚按压注射针头，使注射液向两侧均匀扩散。下眼睑的注射点选在内、外眦内侧，近眼裂处。操作完毕后迅速用手指进行按摩，调整眼部外形，并使眼睛完全闭合。

②药棉填充。将眼睛内部擦拭后，选择一小片棉花（大小与指甲盖相同）压平，将棉片周边的棉絮翻折向中心方向，边缘修饰成与黑眼球大小即可，厚度为2—3 mm。在眼球中心点涂上胶水，将修正好的棉片放置在上面，闭合眼睑。使用药棉进行填充解决眼球塌陷的情况，是一种比较便捷、有效的方法。但在对眼周围的肌肉组织进行填充时，就需要进行局部微创手术。具体方法是在眼底深部做0.5 cm的手术切口，使用眼科镊将药棉填充在眼部肌肉下方，支撑塌陷变形肌肉，使其饱满。运用这种方式进行眼部复原虽然操作比较繁琐，但复原后的眼部不容易变形。

③眼帽填充。主要是针对眼球塌陷的情况，使用一种半球形的辅助材料（PLC合成塑料），球形表面布满颗粒，放置在眼球表面，能够使上、下眼睑牢固地贴在一起。操作步骤也非常简单，将眼球表面和眼睑内面擦拭干净。在眼帽的凹面均匀涂抹凡士林，然后将眼帽放置在眼球的表面，眼帽的中心点与瞳孔的中心点重合，然后将上下眼睑覆盖在眼帽上。佩戴好眼帽后，眼睛会非常的饱满。

最后一个环节就是调整了。老年人遗体的眼睛周围皮肤比较松弛，眼裂会沿脸颊两侧变长。调整时尽可能将上下眼睑向面部中间聚拢，并且在要求的表面的正中和内侧位置点一些胶水，使上下眼睑的位置能够固定。

2. 鼻部整容

遗体的鼻子是最容易产生脱水变形的面部器官之一。这主要是因为鼻腔内黏膜比较薄，不能像身体其他部分的皮肤一样阻止水分流失。鼻

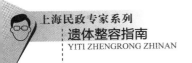

子脱水后会形成鼻翼变薄、向鼻中隔收拢，鼻骨凸显，鼻中隔软骨弯曲变形等情况。鼻部整形是针对鼻骨前端的软组织进行复原手术。具体操作步骤如下：

（1）清洁消毒

使用酒精对鼻腔进行清洁，棉花顺时针包裹在手术镊上，长度为1—1.5 cm，厚度不要超过鼻孔直径。操作时镊子抵住鼻孔内壁，沿逆时针方向旋转擦拭清洁。

（2）孔道堵塞

将棉花撕成条状棉絮，用镊子夹住一段，其余贴住镊子，沿鼻孔方向进行堵塞。堵塞后在鼻孔正前方观察应看不到鼻孔中有棉花。

（3）鼻头整形

用手术刀在鼻中隔软骨靠上贴近鼻头的鼻腔内侧上端做手术切口，大小约为1 cm左右，厚度为0.2 mm，能够容纳手术刀片自由通过即可。将药棉压成宽度＜1 cm的扁平状，用眼科镊送入并穿过切口处，使两侧鼻腔都有药棉，然后用压棒向上沿鼻腔内侧压平。使用502胶水滴在棉片上，在胶水半干的时候，一手压住鼻头外面，镊子抵住手指微微用力挤压做出鼻头的造型。稍等几秒钟，待棉片干透后即可成型。

（4）鼻翼整形

剪一块尺寸为0.5 cm×3.5 cm的医用纱布（双层）。使纱布浸透502胶，将纱布的一端贴在鼻中隔深部，剩余的纱布沿鼻腔内侧延伸至鼻翼内侧，鼻腔内侧用镊子撑住，外侧用手指塑造形状，等胶水干透牢固后即可。两侧鼻翼可以使用相同的方法操作，但要在塑造形状时注意两侧对称。用这个方法能够较好地支撑起塌陷的鼻翼，使其外形饱满。

3. 口部整容

遗体口腔闭合不完全是最常见一种情况，和遗体眼睛会睁开一样，大部分都是因为口周围肌肉群松弛所致，并且在尸僵期过后表现会更加明显。当然还有一些特殊原因也会造成闭合不完全，如：下颌脱臼、口唇脱水、口内黏膜样化等。遗体口腔不闭合对遗容会产生重大影响，同时也会对丧属的心理造成阴影。针对不同原因所造成的闭合障碍，我们会采用多种闭合方法进行应对。

（1）填充闭合法

主要是针对口周围肌肉群松弛所导致下颌骨开合的一种闭合方法。具体操作步骤是：①操作者立于遗体头顶位置，左手拇指抵住下颌点下压，尽量将口撑开，右手用镊子将棉花沿舌苔送至口腔深处（棉花用量根据实际情况可做调整）。②填塞完成后，右手持手术镊抵住棉花底部，将镊子向上挑起，松开左手拇指，换左手四指托住下颌抬起，使口闭合，同时右手翻手腕将棉花顺势送至舌骨上肌群下方，口腔闭合后抽出手术镊。③再取一些药棉，用手术镊将口腔内部填充饱满，并将上下唇闭合好即可。

（2）缝合闭合法

主要是针对形体消瘦的遗体采用的闭合方法。这类遗体如果使用填充法，容易在咽下部位造成明显的凸起，影响遗容。缝合闭合法的具体操作步骤是：①操作者立于遗体头顶位置，左手持镊子夹持下唇外翻，右手持缝合针，用缝合弯针在下牙床右侧尖牙近下颌深部的位置为第一进针点，弯针沿下颌骨表面，口腔内膜深面，沿牙床弧度在左侧对应位置穿出，第一进针点留8 cm左右的缝合线。②操作者右手持镊子，松开下唇，转而夹持上唇外翻，缝合针在上颌左侧与下颌垂直位置进针，沿上颌骨行针至右侧与下颌骨对应垂直点穿出，用剪刀留8 cm缝合线剪断。③右手持镊子，左手中指、无名指、小指向上托住下颌使嘴闭合，拇指和食指捏住上颌骨缝合线上提绷紧。右手持镊子夹住下颌骨缝合线，调整缝线松紧。然后镊子松开缝合线，将上颌骨的缝合线在镊子前端绕2周后，镊子再夹持下颌骨缝线收紧。重复一次打结步骤，缝合线隐藏在口腔右侧，将上下唇闭合即可。

（3）合齿闭合法

这是一种对遗体损伤较少的方法。主要是利用遗体的牙齿进行固定闭合口腔。这种方法由于具有一定的客观条件，要求选择固定的牙齿必须头部宽、根部窄，且必须牢固，上下牙床能够对应，所以应用的范围具有一定的局限性。具体操作步骤是：①准备两根12 cm长的尼龙

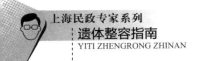

线。②操作者立于遗体头顶位置，左右手将尼龙线两端缠绕食指数周，中间间距保持 4 cm 左右，尼龙线与下牙床保持垂直位，将尼龙线嵌入相邻两颗牙齿的缝隙中，而后将另半段线嵌入牙齿另一边相邻牙齿的缝隙中，尼龙线在牙齿表面缠绕 2 周，使线固定在牙齿表面。在上牙床相同的位置进行同样的操作。③左手中指、无名指、小指托住下巴使嘴闭合，拇指与食指攥住下牙床线头，右手与左手相同，将上下两端固定后，剩余的尼龙线缠绕 2 周后固定即可，将多余的线头用镊子藏于牙床一侧。

（4）铆钉闭合法

铆钉闭合主要是利用气枪将带有金属扎线的铆钉固定在上牙床和下牙床上，然后通过结扎金属线进行固定。运用这种方式进行口腔闭合的优点是口腔闭合比较牢固，不易松脱。具体操作步骤是：①操作工具为射钉枪和带金属丝的铆钉。②操作者立于遗体头顶位置，将铆钉安装在射钉枪前端，金属丝贴近射钉枪，射钉枪按矢状方向与牙床保持垂直。右手紧握射钉枪，紧紧抵住牙床扣动扳机，如果感觉不牢固可反复扣动扳机直至铆钉在牙床上牢固为止。③在上下牙床相同的位置固定完铆钉后，用左手托起下颌骨闭合嘴巴，用钳子将金属丝缠紧固定即可。

（5）颌托闭合法

颌托闭合是一种外固定的方法，主要对脸颊比较消瘦的遗体适用。将颌托固定件放置于下颌骨与咽喉交接处，通过外支撑的方式将口腔闭合。此方法优点是操作便捷，技术要求低。很多逝者家属在自己亲人过世后，会用毛巾、卷纸等放在下颌底部进行支撑，帮助口腔闭合，其原理相通，只是从美观性上颌托更具有隐蔽性。

（6）颌骨脱臼复位法

遗体颌骨脱臼也是经常发生的情况。表现为口腔张开，无法闭合，特别是面颊消瘦的遗体特别容易产生这样的情况。具体的操作步骤是：复位时双手拇指抵住牙床后端，其余手指托住下颌底部，轻轻将下颌骨向下压，逐渐增加力量，有时这个过程会比较长，直到感觉髁突移动，然后将下颌向后轻轻拖动，感觉髁突滑入关节窝。髁突向后移动滑过关节结节，髁突便会自行复位了。

（7）假牙佩戴

很多新整容师不知道遗体假牙正确的佩戴方法。其实假牙的佩戴相对还是比较容易，这是因为遗体的假牙是逝者在生前就做好并佩戴过的，所以不会存在尺寸规格上的偏差。具体操作步骤是：①将假牙表面用75％的酒精清洗一遍。在之后的操作中，我们会用手接触这副假牙，有些假牙上会配有金属件，如果不进行事先的消毒，容易在安装过程中造成手指的划伤、感染。②用纸巾拿起下部的假牙中端，左手拇指撑开口，将假牙一端先放入口腔，然后是另一端，通常这个过程还是比较顺利的。将放入口腔的假牙贴合在牙床上，这个时候假牙依然是可以活动的。可以放一些药棉在口腔里，利用药棉将假牙托住，不让它掉进咽喉深部。③安装上部假牙时，用两个手指捏住下牙的上端和颌骨下端，让嘴尽可能张开，将上牙送入口腔。④用前面所述的填充或者缝合方法将口腔闭合即可。搭配假牙后的嘴形会非常饱满。

（8）唇形注射塑造

唇形的塑造时，使用的是微整形中的皮下注射方式。准备一个5 mm的注射器，以及皮下注射用的填充凝胶。可以将注射针头弯成一个弧度，这样使用起来会方便一些。选择人中的位置进针，针头深入到唇珠点，用食指与拇指拿捏住唇珠点并提起，为注射液留一些空间。注射时要均匀而缓慢，并观察嘴唇外形的变化，发现有局部隆起的现象后即可停止，在填充凝胶还没有完全固化前，用手指迅速地塑造出嘴唇的形状，待凝胶固定后即可。

4. 面颊整容

主要是针对面颊塌陷引起的消瘦。用脱脂棉在口腔内部进行填充，能够很好地解决这一问题。首先将遗体口腔内部清洁干净，从两侧牙床深部与下颌骨结合处为起始点进行填充。把脱脂棉加工成3 cm×4 cm的薄片状，用镊子将口腔撑开，然后将棉片贴紧在牙床上，观察一下外观效果，如果觉得效果不明显可以重复以上的操作。填充的高度从肉眼观察不能超过颧骨与下颌骨连线，同时需要观察面颊两侧是否对称。

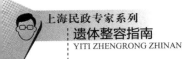

【温馨提示】

　　面颊整容最新的技术是皮下注射填充材料。目前用于注射填充的材料有两种，一是液体硅胶，二是亲水聚丙烯酰胺凝胶。运用注射器将填充材料注入皮内和皮下，操作十分简单。关键是对于注射点的选择，通常眉或者额头，注射点会选择在发际线或者眉峰点，而面颊可选择在口腔内侧，鼻头则选择鼻腔内侧。两种填充材质都具有亲水性，能够很好地与身体内的水分结合并凝结成胶体，使皮肤得到拉伸，凹陷部分得到填充，整容效果显著。

第二节　特殊整容

特殊整容是针对因机械因素遗体产生比较严重损伤而进行的手术。整容的宗旨就是无限接近生前状态。整容师不仅要对遗体损伤的情况彻底了解，同时需要与逝者亲属充分沟通，掌握关于逝者生前的每一个生活细节，这些对于之后的手术都有帮助。被挤压变形的面容，血肉模糊的组织，刚开始接触这些遗体的时候，可能会感到手足无措。要实现损毁面容的复原是一个相当复杂的过程，需要掌握的知识和技术远比常规整形要多得多。

一、特殊遗体创伤分类

特殊遗体创伤可能是主要的致死原因。但即便是相同的死亡原因，相同的创伤部位，所呈现出的创伤程度也不尽相同，对于创伤的描述和分类必须要精准且统一，便于整容师与逝者家属或工作伙伴之间的沟通和交流。遗体创伤可以根据受伤部位、受创组织、致伤因素及皮肤完整程度进行分类。具体方法如下：

1. **按照受创部位分类，可分为：**

① 头颅伤。受创部位主要集中在头颅部的创伤。

② 躯干伤。受创部位主要集中在躯干部的创伤。

③ 肢体伤。受创部位主要集中在肢体部的创伤。

2. **按照受创组织分类，可分为：**

① 骨骼创伤。以骨折、断裂、脱臼为主要表现的创伤。

② 肌组织创伤。以挤压、撕裂、破裂为主要表现的创伤。

③ 皮肤创伤。以摩擦、断裂为主要表现的创伤。

3. **按照致伤因素分类，可分为：**

① 交通伤。以交通事故为主要致死原因的各类骨骼、肌肉等组织创伤。

② 高坠伤。以高空坠落为主要致死原因的各类骨骼、肌肉等组织创伤。

③ 机械伤。以机械外力引起肢体开放型创伤。

④ 锐器伤。伤口深且狭窄，受创面不大，但容易造成深层组织创伤。

⑤ 火烧伤。以高温引起皮肤等软组织创伤、碳化。

4. 按照皮肤完整程度分类，可分为：

① 闭合性。皮下组织受损，但皮肤完整无破裂。

② 开放性。由机械因素引起的骨关节损伤，皮肤软组织撕裂呈开放状。

③ 擦伤。由摩擦形成的皮肤表面创伤，受伤表面有少量出血。

④ 撕裂伤。皮肤在外力作用下发生软组织裂开。

⑤ 挤压伤。由重物长时间压迫引起的局部软组织坏死。

二、方案制定

整容方案是对我们接下来要进行的工作步骤具体细化，并以书面形式呈现。非常遗憾的是长期以来有很多整容师往往更多地注重操作，而忽视方案制定的重要性。一份好的整容方案，在详尽的描述过程中能够帮你或者你的伙伴理清思路，彼此的配合与默契度更高。同时也为之后的整容工作建立数据档案。逝者亲属可以通过整容方案与整容师进行具体详尽的沟通，使整个整容服务的过程透明化，达到效果预见的目的，从另一个层面，也满足逝者家属对整个服务过程的知情权和选择权，也为整容师规避职业风险上了一道保险。

整容方案主要包含五部分的内容：①信息收集。在方案的开头部分一定需要有遗体基本信息的内容，如编号、性别、年龄，以及死亡原因的描述。这些内容必须精确无误，以帮助整容师迅速锁定服务对象，避免业务事故的发生。接下来就需要整容师与逝者家属进一步深入沟通。在这个交流的环节中，整容师需要通过提问的方式完成 3 部分内容，一是让家属了解遗体损伤的实际情况；二是获取与遗体整容所需的相关信息；三是家属对于整容的明确要求。所以作为一名优秀的遗体整容师，必须要懂得一点心理学和沟通技巧。②创伤描述。将遗体受创状态通过文字的方式表达，描述要求客观真实，图文并茂，语言精练，数据精准。特别是一些创伤的测量数据，会直接影响整容费用的核算。这部分内容也将作为资料档案收录，作为遗体整容的分析依据。③整容方案。遗体整容方案在实际工作中，是一种内部流转文书。在方案中对整容的思路和步骤以及应急预案都要有明确的表述，便于在整容前整容师彼此之间达成一种共识。但在与家属的沟通中，只需要明确的是操作时间、技术方法、材料应用和效果呈现的内容。④费用核算。整容收费是家属最关心的内容之一，毕竟特殊整容费在整个丧葬活动中会占据比较大的部分，所以整容师有义务让家属明确每一项收费标准。⑤签订遗体整容委托书。遗体整容委托书明确委托人和被委托人之间的权利、义务、利益和责任。

（1）信息收集

表 3.1　特殊遗体信息采集表

遗　体　基　本　信　息
遗体编号：_____　　姓名：_____　　性别：_____　年龄：_____ 死亡原因：_____
联系人：_____　　关系：_____　　联系方式：_____ 身高：_____　体重：_____　　上衣：_____　　鞋子：_____ 特征：_____ 照片：_____（张） 家属需求： _____ _____ _____ _____ _____ 　　　　　　　　　　　确认签字： 　　　　　　　　　　　时　　间：

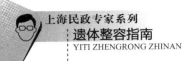
（2）创伤描述

表 3.2　特殊遗体损伤情况调查表

遗　体　损　伤　情　况　描　述
遗体编号：_____　姓名：_____　性别：_____　年龄：_____
死亡原因：_____

【正面】　　　　　　　【背面】

记录人：　　　　　　　　　　　　　　　日　期：

（3）整容方案

表3.3　特殊遗体整容方案表

项　　目	内　　　　　容
手术时间	××××年××月××日—××××年××月××日，为期×天
手术方式	自体移植　　　整形修补　　　胶原填充　　　皮下缝合
手术材料	人造骨　　　发泡剂　　　高分子绷带……

（4）费用核算

表 3.4　遗体特整价目表

（单位：元）

龙华殡仪馆，2019 年

损伤	项目内容	缝合	擦伤	骨骼修复	填充	器官重塑	毛发种植	血管结扎	固定收费内容
头部	面部	5 cm 以下 400 5 cm—10 cm 800 10 cm—20 cm 1 000 20 cm 以上 2 000	3×3 300 8×8 800 12×12 1 200 20×20 以上 2 000	眉骨以上 2 000 眉骨至鼻底 5 000 鼻底至下颌 3 500	1 200	眼睛 3 200 鼻子 2 600 耳朵 3 300 嘴 3 600 头颅 15 000	头发 3 000 眉毛 600 根/包起 4 500 胡须 600 根/盒起 5 500 600 根/盒起	200	检验费 100/次
头部	脑颅骨	5 cm 以下 200 5 cm—10 cm 400 10 cm—20 cm 800 20 cm 以上 1 000		脑颅骨 3 000	500			200	包扎费 50/次
躯干	正面	10 cm 以下 300 10 cm 以上 600	3×3 50 8×8 100 12×12 200 20×20 以上 300		2 800			500	场地费 50/小时
躯干	背面	10 cm 以下 300 10 cm 以上 600						500	清洁费 100/次
四肢	上肢	10 cm 以下 500 10 cm 以上 1 000	3×3 100 8×8 200 12×12 300 20×20 以上 500	上肢骨 1 000	1 500	双手 1 500		200	消毒费 150/次
四肢	下肢	10 cm 以下 300 10 cm 以上 600		下肢骨 500	1 000	双脚 800		200	

（5）遗体整容委托书

表 3.5　特殊遗体整容服务授权委托书样表

特殊遗体整容服务授权委托书

委托方：（甲方）

姓名：_____与逝者的关系：_____身份证号：_____

住址：_____联系电话：_____

受托方：（乙方）

单位名称：_____地址：_____联系电话：_____

操作者姓名：_____工号：_____联系电话：_____

委托事项：

兹同意被授权方

1. 对业务编号为_____遗体的受创部位进行手术整形操作；

2. 被授权方在对遗体实施手术时，将采用与遗体整形相关的技术方法，以整形为目的的扩创操作，授权方已知晓并同意；

3. 授权期限：_____年_____月_____日始，至_____年_____月_____日止；

4. 授权范围：仅限与遗体整形相关的手术操作；

5. 授权保证：授权方保证本授权已经征得全体家属一致同意，且有权许可被授权方以约定方式使用。授权方应确保被授权方根据本授权书的授权内容对遗体进行整形手术操作，如有其他对被授权方按授权书内容进行遗体整形手术提出权利上的主张和争议，授权方负责解决所引起的所有争议，如造成被授权方所承担任何责任，由授权方全部承担。

【备注】此授权书传真件、扫描件法律效力等同原件法律效力。

　　　　　　　　　　　　　　　　　　　　　　授权方签字：

　　　　　　　　　　　　　　　　　　　　　　盖　　　章：

　　　　　　　　　　　　　　　　　　　　　　日　　　期：

（遗体整形龙华殡仪馆工作用表）

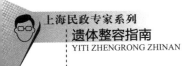
三、整形工具

下面呈列一小部分特殊整形工具。

① 手术刀

② 手术镊（12 寸）

③ 手术剪

④ 金属扎丝（铅丝／铜丝）

⑤ 骨钻（夹持 0.6—6 mm 钻头）

⑥ 可调节热风机（50°—350°）

⑦ 固定栓（1—1.5 mm）

⑧ 热熔枪

⑨ 医用高分子绷带

⑩ 骑缝钉

⑪ 义齿牙粉

⑫ 牙托水

⑬ 巩膜玻璃器

⑭ 尖嘴钳

⑮ 斜口剪

⑯ 肤蜡（肉色、浅色、褐色）

⑰ 发泡剂

四、整容手术

如果要使面容复原到预期的效果，那必定需要经过多层级的手术。从解剖学中我们得知人体结构的层次，由内而外分别是骨骼、肌肉和皮肤，所以整容手术也应该遵循这样的顺序。就好像是在建造一座房子那样，先要打地基搭建起基本的框架，然后是砌墙、进行粉刷，这样的比方有助于你理解。

1. 清洁整理

当我们面对一具损伤比较严重遗体时，不要着急开始进行整容操作。先仔细观察一下伤口和损伤的程度，特别是皮肤深层的部分。曾经就有整容师在开颅手术后，才发现内部骨骼为粉碎性。特别是一些闭合型创伤，情况可能会比你想象中糟糕得多。所以本书中会不断地提示大家，要细致地观察，做好充分的准备。

清洁整理的过程中，使用一些碱性的清洁剂，可以清洗掉大部分的血迹和油脂。将遗体表面以及损伤部位的血迹污渍清洗干净，这样可以更有利于我们的观察。准备一些有密封条的透明袋子，把损伤严重或已经脱落的组织按照人体部位区分放在里面，再灌入一些防腐剂，将密封条锁死，在表面上用记号笔写上时间和药剂浓度，暂时保存起来。然后是处理那些碎裂比较严重的骨片，有可能它们还与肌肉组织粘连在一起，所以这个时候要使用手术刀将它们分离开。整理骨片时要按照顺序，一片一片地取出，并且在相邻的骨片上用防水记号笔做上标记。有的人喜欢用数字或者字母，但我更喜欢在骨断面画一个与断面垂直的竖线，那样在之后的修复中，只要对合标记就可以方便地对应。把骨片取出后放置在托盘内，按照先后顺序一块一块地整理好。你会发现伤口的部位总是有鲜血流出，要找到那些比较大的血管，对它们进行结扎，也可以先灌注一些防腐剂再结扎。然后就是把剩下的软组织冲洗干净，用毛巾吸取多余的水迹。

在这个阶段，你对遗体损伤的情况会有进一步的了解，并且可以对照之前所指定的方案检查一下是否有什么不符合遗漏的地方。你有充分的时间让你的助手帮你把一些必须用到的材料和工具准备起来。

2. 骨整形手术

骨骼损伤主要是在间断式的作用力下骨骼发生完全或不完全断裂。其表现主要有骨关节错位、骨断裂以及粉碎性骨折等，并形成体表局部或大面积的塌陷或不自然的隆起，从而造成外观变形。也有一些因疾病因素引起的骨损伤，主要是因细胞变异造成的骨质增生变形和骨质溃烂流失形成的缺损。无论是何种原因的骨损伤，都会在肌体上形成不自然的外观变化。特别是具有识别特征的骨性标志损伤或缺失，就会对视觉辨识产生影响。骨骼复原效果对于整容手术至关重要，成功恢复骨性标志不仅是整容的基础，也将是复原其他组织的客观依据。骨损伤按照骨骼创伤端是否与外界相通分为闭合型和开放型。

闭合型：肌体表面皮肤完整，骨损伤未穿透皮肤与外界相通。

开放型：肌体表面皮肤呈开放创面，骨损伤断面刺穿或裸露在皮肤外与外界相通。

骨整形是以复位、固定、重建为主要的手术方法。而固定则是复位与重建承上启下的重要环节。良好的固定不仅巩固复位效果，同时也能为组织重建打下基础。多年来，在骨固定上业内许多整形师探索过许多

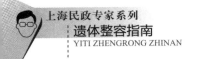

方法，而人体骨的复杂结构为骨固定设置了技术障碍。人体骨从形态结构上可分为长骨、短骨、扁平骨、不规则骨和圆骨，在外力作用下骨损伤的断端面结构都不尽相同，而骨固定支点与断端位置有非常密切的关联性，所以在进行固定前必须考虑受力支点与断面之间的关系。

（1）复位法

在进行骨整形中，首要的方法是将损伤骨进行复位。骨骼是人体最重要的支架，它是以关节为枢纽，通过肌肉收缩活动进行运动。当发生骨折后，骨折段发生移位，骨表面的骨密质受外力作用发生单一或连续性的断裂，断面常呈现出锯齿状，肢体失去骨骼的支架作用。通常针对骨骼复位的手术都是采用切口复位的方式，将骨断裂面沿断点对合，使骨骼的创面复原。复位是把折断移位的骨头重新对位，以恢复骨骼的支撑作用，重塑形体。

（2）固定法

对于骨损伤的固定方法，有内固定和外固定两种不同方法。内固定是在皮肤深层对骨损伤进行加固复原，隐蔽性更强，特别是头面部的骨骼修复采用内固定的方法，不会在皮肤表面留下痕迹，从整容的视觉效果角度出发，更加适用于遗体整容手术，所以在遗体整容中经常被使用。但内固定也有缺点，就是需要切开皮肤，暴露损伤部位，会造成体表肌肤的二次伤害。而外固定的方法经常使用在遗体的隐蔽部位，例如躯干或是四肢与躯干的连接处等。

骨整形的基本原则：

——服饰无法遮挡的裸露部位应采用解剖复位的内固定法。

——内固定应注重足够的牢度。

——固定材料在高温中不会产生污染。

——骨整形操作中，尽可能保护附着在骨头上的软组织。

——解剖切口的设计尽可能利用原创面或选择隐蔽部位。

① 内固定

骨损伤的内固定方法是一直困扰着大部分整容师的技术难点。人体每一个部位的骨骼形态各异，几乎没有完全相同的骨损伤造成的断面裂痕。通过内固定的方法对骨头进行整形时，需要依据实际情况选择有效的技术方法。下面就为大家推荐几种内固定中经常使用的方法：

Ⅰ．卵榫法

材料：直径 1.5 mm 钢丝、黏合剂。

工具：骨钻、直径 1.5 mm 钻头、记号笔。

方法：钢丝加工成 8 mm 长备用；骨损伤断面进行脱脂、干燥；骨断面对合，在骨板上用记号笔沿裂缝做垂直标记线；骨钻在两块断面的标记点位置，骨板中间的骨松质层分别钻深度为 5 mm 的孔；黏合剂填满钻孔，稍等片刻待黏合剂半干，将钢丝放入其中，然后将断面对合，静置几分钟即可。

优点：主要应用在头面部的扁骨固定中，在骨板中间的骨松质层植入钢卵，利用胶水黏合连接断裂骨片。用此方法固定隐蔽性极强，骨骼表面平整，适用于单一或连续断裂的骨损伤或骨头软组织附着较少的部位，骨断面平整且断面与骨板表面垂直。

缺点：不适用小于 70° 或大于 120° 的斜断面。

【案例】

老年女性头部遭受碾压。遗体头部呈扁平状，开放型多处粉碎性骨折，自右侧颈部，经唇、鼻及左眼至左前额有一道不规则撕裂伤，长度约 15—18 cm，并伴有面部多处骨骼刺破伤。经过清理，头部有大小不一的骨片 30 余片，其中有近1/3是集中在面部。由于逝者面部的皮下脂肪较少，面部损伤处采用卵榫法固定。将相邻的骨片按照断面长度确定卵榫位置和数量，通过此整形方法，面部骨骼表面没有留下连接件痕迹，将肌肉和皮肤组织覆盖其上，表面并无明显凹凸感。

Ⅱ．胶黏法

材料：强力黏合剂、网格布。

工具：剪刀、镊子。

方法：骨损伤断面进行脱脂、干燥；黏合剂均匀涂抹于骨断面，待黏合剂半干，将骨断面对合即可；为了增加牢固性，在骨缝处运用网格布胶黏处理。

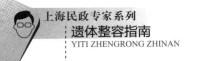

优点：此方法适用于扁平骨或圆骨的损伤，以及骨附着软组织较少的部位，例如头面部的骨骼损伤。

缺点：骨断面必须具有坡度且至少两处及以上。

【案例】

女孩意外高空坠落。头部自颧骨以上呈开放型损伤，颅骨及前额多处破裂变形。由于孩子年龄还很小，骨骼发育不完全，骨片较薄且脆嫩，不适合运用其他的连接法修复骨骼，因此采用胶黏法修复额面部损伤及错位骨骼。

【温馨提示】

由于黏合剂黏性较强，建议在操作时先将镊子沾油后再操作。

Ⅲ. 充填法

材料：发泡剂、金属丝。

工具：调刀、电钻、钳子。

方法：清洁填充部位的血迹污迹；骨损伤部位进行复位，用电钻和金属丝进行固定；使用发泡剂进行填充，等待发泡剂固定，使用调刀修正形状。

优点：适用于闭合型骨损伤的复位与定型，操作便捷、效果明显。

缺点：此方法只适用于颅内等具有空腔的骨损伤，具有一定的局限性。

【案例】

中年男性在车祸丧生。头颅呈开放型创伤。脑颅骨1/3缺失，面颅骨2/3缺失，皮肤完整，下颌处局部有撕裂伤。手术时将碎裂颅骨依次清理后发现缺损严重，将仅存的骨片进行复原后，在颅腔内使用发泡剂进行填充。填充后发泡剂沿骨缺损处膨胀外延，等待发泡剂固定后，根据头骨形状修整头骨形状。最后将头部皮肤固定，效果理想。

Ⅳ. 锁扣法

材料：钢丝、金属连接片、螺丝。

工具、电钻、钳子、记号笔。

方法：暴露骨损伤处，进行清洁脱脂处理；将骨损伤处进行复位，并在断面两侧标注记号，注意边距与行距适中；在标记点钻孔，将钢丝穿过钻孔进行紧固或将金属连接片放在钻孔上，用螺丝固定在骨片上。

优点：被固定处牢固，不易脱落变形。

缺点：只能在面积 3 cm×3 cm 以上，厚度大于 4 mm 的骨片上进行此操作，具有一定的局限性。另外皮下组织较少处不宜使用此方法，固定后会在皮肤表面形成凸起。

【案例】

中年女性车祸。头部骨骼碎裂，面部塌陷，左侧面颊至颅顶撕裂。对头颅进行开颅后，内部骨骼碎裂但比较完整。对骨片进行清理后，在相邻骨片上做好标记点，用骨钻进行钻孔，将金属扎丝将骨片固定。

② 外固定

外固定是一种体外固定法，相比内固定而言，外固定的方法较为简单。将骨骼复位后即可通过外部加固使其定型。

Ⅰ．缠裹法

材料：高分子绷带、纱布、保鲜膜。

工具：剪刀。

将损伤处骨头进行复位操作，在皮肤的表面使用塑料薄膜包裹，然后用软布再进行包裹。把高分子树脂绷带用清水浸泡 5 秒钟取出，拧干水分，在平整的桌面上展开 3—4 层（长度根据固定部位决定），将绷带贴紧需要固定部位的上下两侧，然后再用纱布进行包裹，最后再用高分子绷带进行缠裹即可。

【案例】

某国货机失事，三名机组人员全部遇难。遗体头部全都呈开放型创伤，全身多处骨折，两侧上肢断裂，腿骨均刺穿皮肤。将机组人员的四肢进行复位连接后，将保鲜膜缠裹在断裂处，后用纱布固定。最外层用树脂绷带进行缠裹塑形。

【温馨提示】

——操作时要保持复位处的平整；

——缠裹绷带前要将需要固定的肢体进行体位的调整，固定后肢体

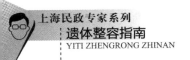

定型则无法进行调整；

——缠裹绷带至少要 3—4 层，厚度不够则无法达到固定的效果；

——外固定注重的是固定后的外部的造型；

——高分子绷带具有高黏度，操作时需要戴乳胶手套。

（3）骨重建

骨骼重建在遗体整形中也是经常使用的一项技术方法，主要针对的是骨骼无法固定（如面颅骨、鼻骨等）和骨缺损的情况进行的一种整形方式。骨骼重建其实就是使用具有可塑性的类骨材料，替代损伤部位的骨骼，重新建立完整的骨骼结构。

用于骨骼重建的材料便是义齿基托树脂（denture base resins）。义齿基托树脂一般由粉剂和液剂两部分组成，粉剂的商品名就叫做牙托粉。牙托粉中需要加上少量引发剂，如过氧化苯甲酰（BPO）。将牙托粉和牙托水按一定比例调和后，引发剂缓慢地渗入牙托粉颗粒内，使颗粒溶胀，经一系列变化而形成面团状可塑物。当温度达到 68 ℃—74 ℃时，牙托粉中的引发剂过氧化苯甲酰发生热分解，产生自由基，进而引发甲基丙烯酸甲酯进行链式的自由基聚合，最终形成坚硬的树脂基托。

① 在需要进行修补的骨损伤面进行表面清洁，缺损的碎骨片也要清理干净，用胶黏剂将丝状纤维黏合在骨损伤内面，形成一个网状基底。同时将骨板之间的骨松质去除一些，留出一条空隙，让树脂与骨骼结合得更加紧密。

② 准备好这些之后就可以调制牙托粉了。通常牙托粉与引发剂调和比例为 3∶1（体积比）或 2∶1（质量比）。可按需要量先将定量的牙托水置于清洁的玻璃或瓷质调杯中，再将牙托粉撒入其中，直至牙托粉完全被牙托水所浸润，但又看不出多余的牙托水，即为合适的比例。然后用不锈钢调刀调和均匀，加盖，等待调和物变为面团状可塑物。

③ 材料调和以后，引发剂逐步渗入牙托粉内，其渗入过程，按其宏观现象，可人为地分为以下六个阶段：

——湿砂期：牙托水尚未渗入牙托粉内，存在于牙托粉颗粒之间，看上去好像水少粉多，此时调和阻力小，无黏性，触之如湿砂状。

——稀糊期：牙托粉表层逐渐被牙托水所溶胀，颗粒挤紧，粒间空隙消失，调和物表面显得牙托水多出，调和时无阻力。

——黏丝期：牙托水继续溶胀牙托粉，牙托粉颗粒进一步结合成为黏性的整块，此时易于起丝，易黏着手指及器械。不宜再调和，要密盖以防牙托水挥发。

——面团期：又称可塑期。牙托水基本与牙托粉结合，无多余牙托水存在，黏着感消失，呈可塑面团状。此期为填塞型盒最适宜时期。

——橡胶期：调和物表面牙托水挥发成痂，内部则还在变化，呈较硬而有弹性橡胶状。

——坚硬期：调和物继续变化，牙托水进一步挥发，形成坚硬体。

上述变化是一连续变化过程，最后形成的硬性脆性体并不是我们所期望的聚合体，其强度是很低的。

④ 将可塑性"面团"填补在骨骼缺失创面，此时是最佳的填充时机。由于"面团"的可塑性非常强，可以很轻松地将材料表面与周边骨骼制作得一样平整。注意填充时一定要"面团"流入骨板之间的夹缝中。当它进入橡胶期时，表面的黏性就没有那么大了，但还是会很柔软，能够通过触碰表面感觉到里面流动的胶体。

⑤ 通常调和期的时间为 20 分钟左右，而可塑至凝固时间一般为 5 分钟左右。室温高，面团期形成时间就很短，室温低，面团期形成时间就很长。如果想让成型速度加快的话，也可以对其进行加温热处理。使用吹风机送热风加温提高速度，送风温度可调至 55 ℃，引发聚合反应。热处理是对填塞好的树脂进行加热聚合，使其中的单体聚合，完成树脂基托的固化成型。

【温馨提示】

树脂基托在固化过程中，会引发阶段性吸热反应，这是由于引发剂吸收热量分解产生自由基，当达到一定硬度后要为树脂进行快速降温，避免因散热不及时而表面产生气泡的情况。

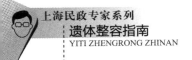
3. 肌组织整形

皮下肌组织具有一定的形态、结构和辅助装置，并有丰富的血管和淋巴管分布，受一定的神经支配。因此，每块骨骼肌都可以看作是一个器官，同时肌组织的形态是影响外观形体的主要因素。导致皮下肌组织损伤的原因很多，主要是由外力作用引起的暴力创伤，如撕裂和挤压；也有病理性的恶性细胞所导致的组织增生或糜烂。但无论是由何种原因造成，只要是直接对体表产生形体影响的，都在遗体整容的范畴之内。一些暴力创伤形成的开放型创口，筋膜与肌肉被撕裂，在皮肤与肌肉收缩力的共同作用下，创缘被扩张，肌细胞排列规律被破坏，肌纤维会向附着有关节韧带部位收缩，并在皮肤表面形成不自然的褶皱。

在殡葬行业中，传统的概念还是停留在"缺遗补实"的基础上，即是运用棉花等材料对缺损部位进行填塞，有些甚至仅仅以饱满程度作为标准，这种操作方法是不科学的。对于遗体被衣物遮挡的隐蔽部位影响不大，但对于一些敏感的暴露部位，所呈现的效果并理想。肌肉组织的损伤类型，主要有断裂、缺失、挤压变形等，加之肌体的水分和细胞间质流失等情况，会形成体表变形。针对皮下肌组织的整形，经常使用的有缝合、充填、塑形和自体移植等。在有必要时也会多种方法混合使用，具体情况需要根据损伤部位的实际情况而定。

（1）肌组织断裂整形

【前期准备】

——手术操作前明确损伤部位及情况，了解手术后保存时间等要求，进行合理设计。

——清除损伤部位的异物，使用生理盐水或双氧水清洗肌组织断面。

——对肌组织中较粗的血管进行止血结扎，较细的毛细血管可使用烙铁封闭止血。

【整形方法】

——将断裂肌组织对齐，附着于骨骼面上，无需减张的可以直接缝合。如要减张处理的，可在骨骼肌起始端沿骨骼方向做平行切割，消除表面局部张力，然后缝合。

——使用薇乔线 ① 对肌组织进行间断式缝合。

——在缝合腔中填塞浸泡过防腐剂的木屑粉，使外形饱满，最后缝合皮肤。

（2）肌组织挤压整形

【前期准备】

——手术操作前明确损伤部位及情况，了解手术后保存时间等要求，进行合理设计。

——清除损伤部位的异物，使用生理盐水或双氧水清洗肌组织。

——对肌组织中较粗的血管进行止血结扎，较细的毛细血管可使用烙铁封闭止血。

【整形方法】

——在肌组织表面覆盖一层透明薄膜，边缘处用组织胶黏合牢固。

——使用注射器在肌组织深部近骨面进行分段式注射液体硅胶。

——注射后在液体硅胶未凝固前用双手塑造出理想外形即可。

（3）肌组织缺失整形

【前期准备】

——手术前明确损伤部位及情况，了解手术后保存时间等要求，进行合理设计。

——清除损伤部位的异物，使用生理盐水或双氧水清洗肌组织。

——对肌组织中较粗的血管进行止血结扎，较细的毛细血管可使用烙铁封闭止血。

【整形方法】

——对于肢体肌组织的缺失，将缺失部位的骨骼两端用尼龙线连接，平均分布在骨骼周围。

——在骨骼表面涂上一层强力胶水，把超轻土覆盖在上面，尼龙线可以帮助超轻土很好地固定在骨骼表面。

---

① 薇乔抗菌缝线，产品性能结构及组成产品是一种合成的无菌缝线，由90％的乙交酯和10％的 L- 丙交酯的共聚物制成。

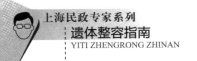

——按照肌肉的走向和形状制作出大致的形状。

4. 皮肤整形

按照解剖学中软组织的结构特征来说，软组织主要有皮肤、浅层与深层筋膜、韧带、滑膜、软骨盘和关节软骨，以及肌肉肌腱。软组织的主要特点是有大量的结缔组织纤维，具有连接、支持、保护等功能。在这其中，皮肤是身体上最大的器官，履行着保护肌体的基本功能。皮肤有许多弹力纤维和胶原纤维，具有良好的弹性和韧性，所以其本身并没有固定的形态。

皮肤是人体最大的器官，在保护和履行基本功能方面起着极为重要的作用。皮肤具有多功能的变化，是整形师应重点予以改善的地方。我们可以在皮肤上涂抹膏霜，进行漂白、拉拽、描画，但是我们无法替换皮肤。

（1）皮肤损伤类型

皮肤创伤的类型根据起始原因的不同大致可分为机械性、自熔性、病理性三大类。其构成的创面呈现断裂、擦伤、糜烂、游离等不同形态。

（2）皮肤缝合

缝合是皮肤整形时常用的一种技术手法，其方法按照缝线与创缘关系分为垂直与水平缝合两种。其中垂直缝合包括连续缝合、毡边缝合、八字缝合等，水平缝合主要以皮内缝为主。在皮肤的整形手术中根据部位的不同各有优缺点。下面介绍几种常用的缝合方式：

【连续缝合】

将创缘对合整齐，从创缘一端进针并打结，然后沿单侧顺着缝合针的弧度进针，穿透皮层至对侧穿出，继而重复以上步骤至最后一针，将重现尾端拉出在对侧，形成双线与重现尾打结。这种缝合方法主要适合在躯干皮肤以及皮脂较厚的部位的缝合，间距为 0.3—0.5 cm，边距为 0.5 cm。

【毡边缝合】

这种缝合方法主要适用于肌组织的缝合，可以通过连续线结减少组织张力。从肌束起始端开始穿针打结，将缝合针穿过骨膜层，回针绕过引线继续重复上一步骤，直至最后缝合完毕打结。当然有的人也会在皮肤缝合中使用这种针法，其最大的优点就是能够减少皮肤或肌组织的张力，从而达到闭合组织的效果。

【八字缝合】

也被称为棒球针法，主要是缝线与棒球上的针法相同。这是一种在整容中经常使用的针法，其优点是缝合紧密、不容易出现体液外溢等现象，其缺点和优点同样明显，就是缝合的创缘表面不平整。所以这种针法适用于遗体低下部位。

【皮下缝合】

也被称为美容针或无影针，因其缝合创缘时不会留有缝合痕迹故得名。缝合针从创缘一段开始沿缝针弧度进针，穿行于真皮层至对侧皮下，呈"S"形进针。其优点是缝合后表面平整，不留缝合痕迹，适用于面部创伤的缝合修复，而缺点是由于缝线较细，且在皮下连接，所以不适合皮肤张力较大的部位适用，如果面部皮肤张力较大，可适当进行减张处理后施针。

【减张缝合】

对于缝合处组织张力较大的情况，为了防止缝合时创缘再次裂开，就需要进行减张缝合处理。选用较粗的缝合线，在距离创缘 2—2.5 cm 处的组织深处进针，以肌束颈膜为符合点可选择间断式或连续式缝合，缝合间距为 3—4 cm 使其承受更多创缘的张力。

皮肤缝合最主要的目的是为了让皮肤的创缘闭合，让损伤的部位看上去完整，同时防止体液或者防腐液外溢。为了能够达到这个目的，往往会形成创缘表面的凹凸不平。而创缘周边的皮肤里的弹力纤维也会受到缝合拉力的牵引，形成新的不自然的变形。所以进行皮肤缝合时要注意创缘周边皮肤的变化情况，收线时不宜过松或过紧。

（3）皮肤各种损伤及整形

擦伤型损伤

【案例】

2012 年 5 月，赵先生骑自行车过路口时，因未能遵守交通规则闯

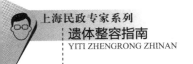

红灯，被一辆小轿车撞飞，经医院抢救无效身亡。遗体被送至殡仪馆后，经检查口鼻处有血液流出，胸部及右侧上下肢有大面积擦伤，最严重的是右侧面颊至额头不仅有擦伤，同时颞部部分头发已经脱落。面颊处可见皮下深层组织，局部有颧骨裸露，组织内布满细小玻璃颗粒。

根据损伤情况，首先清除嵌在皮肤及皮下组织深处的碎玻璃，并对皮下出血点进行止血处理。整理并清除创缘周边剥离组织，对清洗后的创面进行脱脂处理，使用生理盐水对创伤面进行清洗并干燥表面。在已经干燥的表面涂上一层黏合剂，接着用调刀将塑形蜡混合少量 color process 底色涂抹于创面上，然后将其抹平，与周边组织结合完整。使用电吹风调至 25 ℃对准创面送风，用笔刷粘上调和油刷一下表面，制作出一些纹理，最后扑上透明干粉定型。

表 3.6　常用试剂列表

脱脂剂	有机添加剂
煤油、汽油、三氯乙烯、四氯化碳、碳酸钠、氢氧化钠	丙酮、甲苯、二甲苯、醋酸乙酯

【温馨提示】

化学脱脂的机理主要是发生皂化反应和溶解、乳化、分散作用。而反应生成的脂肪酸钠溶解于水，故能达到除油的目的。化学脱脂就是发挥脱脂剂的皂化作用、乳化作用，通过润湿、渗透、分散和增溶的方式去除油脂。

糜烂型损伤

【案例】

2015 年 3 月，一老年男性因皮肤癌死亡。遗体面部皮肤表面布满大小不一的凸起，按压发现有脓液流出，左侧面部至颈部大面积糜烂，左侧耳朵脱落，颅骨裸露。面颊至颈部有直径约 15 cm 的隆起，创面周边呈现黑色结痂，触碰有游离感。

对面颊隆起处进行皮下组织切除，清理出脓液。对切除部分的创面进行修整，对创面进一步进行脱脂处理，后用生理盐水清洗。使用

15％的福尔马林药剂进行局部注射，对面部组织进行固定，注射后静置1小时。在面颊创面用减张缝合法进行组织缝合，接着创面涂上黏合剂，将塑形泥覆盖在创面上，使用调刀抹平制作出面颊轮廓，接着制作出耳朵的形状。然后在表面喷上两层塑形封闭剂，待封闭剂干透后扑上透明干粉进行化妆。

五、遗体保养

遗体在经过特殊整形手术后，表面皮肤创口虽然已经闭合，但皮下深层组织结构的破坏会让水分流失的速度加快，皮肤脱水的情况会更加严重。特别是运用修补替代材料的部位，如果不及时进行补水保湿，原有肌肤的缩水变形情况会非常明显。对遗体保湿可采用丙三醇、聚乙二醇之类的化学品，也可以使用5％维生素B5的水溶液进行皮下注射。皮肤表面则需要涂抹润肤乳或隔离霜进行控水处理。然后用裹尸袋包紧后进行低温冷藏。

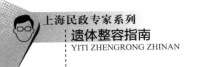
第三节　毛发制作

毛发是人重要的生理特征之一。为了让人生最后的谢幕走得完美，整容师必须要考虑到每一个细节。毛发制作对整容师而言是一项基本技能。即便是你能够在市场上采购到类似的替代品，但效果是否真的能够达到你所要求的呢？如有必要，笔者宁愿自己动手做，因为那并不难，只要你有足够的耐心和专注力。

一、毛发在整容化妆中的作用

对于遗体而言毛发的生理作用勿需考虑，但它的视觉效果却不容忽视。在日常生活中，发型会影响一个人的形象气质。毛发在遗体上的视觉感受会更加强烈，毕竟它占据了整个头部 1/7 的位置，从胡须、眉毛到头发，几乎面部三庭都能找到它的身影，足以看出其对容貌产生的影响。在遗体整容中毛发处理也是必要的工序，通过修剪、吹烫等技法处理，不仅能起到修饰面容的作用，同时可以增强视觉特征的效果。具体如下：

1. 弥补缺陷

调整发型，掩盖受创面，是整容师经常会使用的一种方法。当创口在耳侧、额前等靠近发际线的位置时，整容师会通过打造大波浪或前刘海造型来遮挡缺陷。另外对于一些因开颅手术而导致颅脑不全的遗体，通过佩戴假发、设计造型方式也能得到美观的效果。

2. 修饰脸型

我们都知道不同眉型、发型对于脸型具有修饰的作用。例如一些因疾病过世的人，面容严重消瘦或者两腮肌肉松弛，视觉感受上有点下垂肥大，在没有进行皮肤肌肉紧缩手术的情况下，可以通过调整鬓角或脸颊两侧的头发，来消解原来消瘦或是松弛的视觉感受。利用毛发的变化来改变容貌的外部特征及脸型是另一个重要作用。

3. 强化视觉

毛发主要生长在头部的显要位置，因此，毛发对于容貌表现起到非常重要的作用。中国人对于面部结构讲究"三庭五眼"，而眉毛正好位于面部上庭的切割点上，胡须则在下庭的下缘点。对于头面部五官并不突出的中国人而言，通过面部毛发形状、粗细、大小的调整，能够增加五官的立体感，从而强化视觉观赏。

二、毛发特性

毛发基本是由纤维蛋白质组成，毛杆呈现螺旋状结构，前梢是由细长细胞组成，具有一定的张力，毛囊基质则是由非螺旋体蛋白质合成的胱氨酸。这些成分决定毛发的理化特性。就像皮肤肤质有油性、干性、混合性的区别一样，毛发也分为油性和干性之分。想要尽可能自然地还原与逝者相同的毛发造型，就要深入地了解毛发特性，对毛发的处理过程中要分清楚发质，运用正确的处理方式才能达到预期效果。

1. 物理性

（1）吸水性。将毛发浸泡在水中，很快就会膨胀，膨胀后的重量比浸泡前重约 40%，一般正常的毛发中的含水量约为 15%。

（2）弹力与张力。毛发具有一定的张力和弹性，正常的毛发可以承受 100—150 g 的重量，用手指拉伸两端，可延长 40%—60%。通过毛发伸缩率可以判断皮质层和毛发的干性、油性区别。

（3）耐热性。毛发在 70 ℃以上就会发生变形，洗发店中的吹烫洗染就是利用了毛发受热变形的特点，制作出各种发式。毛发在 130 ℃高温时会发生极端变化，最后碳化溶解。

2. 化学性

① 毛发的主要成分是角质蛋白质，含量约占 97%。

② 毛发的 pH 为 4.5—5.5。

三、毛发的种类

人体上的毛发按照生长部位不同主要分为头发、眉毛、睫毛、胡

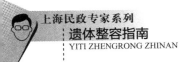

须、鼻毛、腋毛、阴毛、汗毛等。在遗体整形中，头发、胡须、眉毛与睫毛对容貌具有一定影响，所以也是我们重点研究的方向。

1. 头发

正常人头发的发量为9万—14万根。生长速度每天约0.27—0.4 mm。头发生长周期比较长，但不是每根头发的生长都是一样的，有10%—20%的头发是处于停滞期。所以我们的头发会有长短。头发根据发质可分为：

（1）钢发

发质粗硬，富有弹性且弹力稳固，头发的含水量大，难以造型。钢发塑造发型成型后持久性好。

（2）棉发

发质细软，缺少硬度，弹性较差，易加工成型，但定型不持久。

（3）油发

头发表面油脂较多，抗侵蚀能力较强，发色乌黑发亮，弹性较强，弹力不稳定，容易玷污。

（4）沙发

缺乏油脂，头发含水量低，干燥蓬松，难以加工。

（5）卷发

俗称自然卷，僵硬且软，难以加工，曲而缺少塑造力。

2. 眉毛与睫毛

（1）眉毛

生长周期仅为2个月，休止期可长达3—9个月，之后会自然脱落，眉毛的生长速度较慢，每天生长约0.2 mm。

（2）睫毛

在所有的毛发中睫毛的寿命最短，从生长到退化只有3—5个月。睫毛是通过不断地更新来维持的，所以睫毛脱落后，大约10周时间就可以长到原来一样。

3. 胡须

胡须，俗称胡子，指生长于男性口周围的毛发。胡须比头发长得快，这是雄性激素作用的结果。长胡须部位的血管分布要比头发根部多，也容易得到养分，所以刚刮去胡子，不几天就又长出来了。如果要仔细区分，上唇的称为"髭"（又叫"八字胡"），下巴的叫"山羊胡"，两鬓连至下巴的叫"络腮胡"，两颊上的叫"髯"。

四、制作毛发材料

毛发制作需要根据个体差异，有针对性地进行选材。目前市面上应用于毛发制作的材料有很多，可分为：真人毛发、动物毛发、人造纤维、生丝及植物纤维等。每一种材质都有其自身的特性，整形师在制作前要根据植发、修剪、编织的具体需求，综合分析进行选材。

1. 真发

真发无论是用于植发、修剪还是编织，都是一种较好的材质。由于取材于真人头发，自然发质的基本属性都已经具备了，整形师在采购时只要考虑发量以及颜色的问题。真发在染烫、修剪时能够很好地体现其优良的特性，发丝柔顺，发质适中，具有弹性和真实性等特点。现在，市面上大多数真人毛发和其他假发大多数都来自国内最大的假发生产基地许昌，包含各种型号和规格的工艺发条、男装发块、女装发块、教习头、化纤及人发假发等系列发制品。在工艺处理上，不论哪一种毛发，在使用之前都要经过漂白和染色处理，而且所有毛发在使用之前都应经过清洁、搭配、分级和编扎加工。

2. 动物毛

动物毛主要应用于胡须和鬓角的制作。材料来源于丰富，大多来自动物身上的毛，如安哥拉山羊毛、犀牛毛、牦牛毛、骆驼毛、马鬃毛等。动物毛也是化妆用品店内最容易购买到、最基本和最便宜的毛发制品之一。①牦牛毛是指取自牦牛身上的毛发，长度通常为 12—18 cm，毛发长而直，多产于亚洲。根据不同的剪切部位，等级也有所不同，有的质地柔软，有的既粗又硬。由于这种毛发较粗，所以适合制作埋植胡子和其他面部毛发。②安哥拉山羊毛是一种特制的羊毛，非常柔软、纤细，和牦牛毛混在一起使用也可以，也可以与其他毛发相混杂，以增加

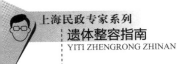
柔软度。③马鬃毛的质地粗糙、坚硬，毛发硬而不卷曲。马鬃毛一般不单独使用，而是与其他毛发相配合使用，增加毛发的支撑度。

3．人造毛发

即人造丝织物，用以仿制各类毛发。现在许多假发就是用人造纤维制成的。早期的合成毛发光泽度过强，不自然，有失真感，但现在的人造纤维已经可以做到以假乱真的程度了。人造纤维的成本比真人毛发低廉得多，所以应用比真人毛发要广泛，发髻、辫子、长假发以及一些男用假发制品都是用人造纤维制作的。因为合成纤维假发比手工钩织的精致，且人造假发经得起随意使用，所以这种假发在各种场合中被广泛使用。但合成纤维的可梳理性比人体毛发要差很多，很少用来制造胡须。

五、制作工具

下表列出胡子、眉毛等毛发制作所需要准备的材料和工具。

表 3.7　毛发制作工具表

头盔	头套沙（各种尺寸）
黑色发网	寸带
钩针（各种尺寸）	记号铅笔
针线	弹簧带
油彩	胶水
勾线笔	胡托
假发网帽	固定发卡
软尺	各种毛发（真发条、羊毛条等）
拉发板	梳子
酒精胶	酒精棉花
小剪刀	镊子
大头针	尖尾梳

（1）头盔

头盔是制作假发套的一件基础用具。这里所讲的头盔是一种木质的、类似于真人头围大小的、专门用于制作假发套的工具，是钩织假发的依托。头盔能起到固定纱和钩织带子的作用。头盔的大小可以根据需要进行选择。通常头盔的尺寸要小于遗体头型1—2 cm，这样制作出的假发套才会合适。

（2）头套纱

头套纱是制作假发套的最基础的用具之一。纱是用来制作头套、胡套、毛、发片的树底，种类繁多，有尼龙纱、网眼纱、生丝纱、柞丝纱、纱绢等，不同的纱其用途也不同。常用的有以下几种：

① 细软的网眼纱：多用于钩织胡套、眉毛及头套的前额部分，因为细软的网眼的颜色与皮肤颜色相近，所以也就易于接边。

② 粗硬的网眼纱：只用于头套的底子，并且只能用于局部的部位，如头顶两鬓及后枕以下的部位，这样可以使头套在头上贴合牢固。

③ 尼龙直纹头套的底子：也是只能用于钩织，因其纱纹比较密，加上尼龙料后有一定的光泽，容易打滑，不容易粘贴，所以只适用于制作发片。

④ 生丝纱：又包括油印纱和牵引纱两种。油印纱用于钩织的胡套或者是做头套的网眼纱的下层，它可以增加头套的牢固性，同时可以使钩织的毛发具有直立性。牵引纱又称接边，常用于头套的前额部分和钩织胡套的底子上层。

⑤ 柞丝纱：纱网密，透明度低，但牢固耐用，只限于做头套。绢纱常用于制作秃头、光头的底子，绢纱的遮盖力强，易于着色，有一定的收缩性，有皮肤之感。

（3）胡托是专门用于钩织胡子和眉毛的，起到支撑和固定胡纱的作用。通常尺寸为17 cm×10 cm的半圆弧，一端略微向前倾斜，形状看上去就像人的下巴。

（4）钩针是用来钩织毛发的，木质手柄或铜制手柄，弯钩有小号、大号以及大弯钩之分，小号可以钩1—2根毛发，大号可以钩4—5根毛发，大弯钩可钩5—8根毛发。整形师根据钩织毛发位置的不同和网眼纱规格来选择。

（5）黑色发网一般在佩戴假头套前使用，目的是把原来的头发网住。因为其具有弹性，固定效果较好，我们也用它来包裹开放型损伤遗体头部残余组织，通常是在做好防渗漏处理后固定包裹在最外层。

（6）拉发板。这里使用的拉发板不是我们日常所见拉头发的直发板，它是专门用来放置钩织所需毛发的工具，看起来像没有手柄的巨型狗毛刷。放置拉发板的时候让齿朝外，将毛发放入拉发板，发根部分留3—5 cm在外面，钩织的时候可以方便地拉出头发。

六、毛发制作实用技法

遗体整容中经常会使用毛发制作技术，作为整容师要研究关于毛发制作的相关知识。遗体整容中所涉及的毛发制品，包括假头套、眉毛、胡子、睫毛等。从编制技巧和制作工艺上来讲，假发套的制作最复杂。从不同部位毛发生长的方向、成品所呈现的效果以及上装佩戴的技法等方面而言又有各自不同的要求。下面我们按照头面部毛发生长的不同部位来进行区分，详细介绍。

1. 胡须

胡须是男性的标志性特征之一。关于胡须的制作有两种方法：①模型植入。就是在已经完成的头部模型上将毛发替代品直接植入。②胡托编织。就是在定制的架子上通过编织的方法进行制作，制作完的成品再通过梳理、修剪的工序后，就可以直接粘贴在遗体上了。在遗体整容中胡须制作的需求极其少，除了生前有留须嗜好的遗体外，大部分胡须制作是整容师为了提升视觉效果或通过胡须来掩饰创伤。

2. 眉毛

眉毛能够彰显一个人的个性，在整容化妆中眉毛的修饰是一项必要的环节。我们可以运用眉笔对眉毛进行描画，但这样画的效果是平面的，缺乏立体感和真实感，特别是近距离观察时会格外明显。假眉毛的制作方法有两种，一种是钩织法，制作方法和假发套相似，一般适用于硬性材质的模型。另一种是植入法，只有弹性材质的模型才能使用这种方法。眉毛的制作必须符合逝者照片原型。因此在制作过程中要特别注意以下几点：①眉毛的生长一般都有多个方向，因此，整容化妆师在拿到逝者生前照片后，首先要仔细观察眉形、眉毛走向，一定要按照眉毛的生长方向进行制作。②无论是用于植入还是钩织的毛发，一定要经过处理，才能使钩织好的眉毛定型效果更好，可以用烫发水的软化剂浸泡。③为了固定眉形的局部走向，钩织完成之后，还需要进行修剪烫制定型，才能让眉毛更自然真实。④眉色要有层次，两头疏中间密，过渡自然。头套、胡套在钩织手法上一般都是采取边缘细、疏、软一些，中间粗、密、硬一些的手法进行钩织，这样才显得真实。

3. 睫毛

睫毛是所有毛发制品里最细微的部分，部位虽小但却可起到画龙点睛的效果。制作方法分为黏合法和植入法。①黏合法。根据眼睛的宽度选取适合的丝线，将假睫毛黏合在黑色丝线上，然后再将制作好的睫毛黏合在上眼睑睫毛根部。②植入法。同样适用于弹性材质的模型，将睫毛一根一根地植入上眼睑睫毛根部。

【温馨提示】

亚洲人的睫毛比较短，而且逝者都是闭眼状态，所以一定要把握好睫毛的长度，才不会失真。结构上两头稍短、中间略长，两头较疏、中间略密。

4. 头发

头发的制作主要分为：①植入。应用于硅胶或乳胶模型上的一种技术方法，经过造型处理后能够更形象地体现真实感。植入时需要注意头发的发量、毛流等情况，以便于后期修剪成型和漂染。②假发编织。假发套主要是由假发底子和头发构成。以材料性质类型可以划分为用帘子缝织的发套、钩织的发套、组合式发套、半发套等几种。以底胚的材料类型可以划分为硬发套、软发套和半硬发套三种。硬发套，适用于秃头、光头，它是由各种硬质材料（环氧树脂、硅橡胶等）做成的脱胎头套；软发套，主要材料包括乳胶、硅橡胶等；半硬发套是由塑料制成的复合材料做成。

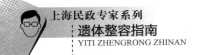

（1）头部的测量

无论是应用植入还是编织技法，第一个步骤就是测量遗体的头形及尺寸。要制造出合适的头套，必须有准确的头部测量数据，准确的测量是头套尺寸适合的保证。在进行测量的时候，使用量布用的软尺这样可以增大测量的精度。

表 3.8 假发制作信息表

假发尺寸和信息：

（1）头周围（经过后脑）：＿＿＿＿＿＿＿

（2）两耳之间（经过头顶）：＿＿＿＿＿＿＿

（3）额高（眉头到发际）：＿＿＿＿＿＿＿

（4）额宽（太阳穴到太阳穴）：＿＿＿＿＿

（5）顶围（前发际到后颈窝）：＿＿＿＿＿

测量示意图

（6）上鬓（上额上角至额下角）：＿＿＿＿＿＿＿＿＿

（7）下鬓（额下角到鬓角）：＿＿＿＿＿＿＿＿＿＿＿

（8）后脑（左耳经枕骨至右耳）：＿＿＿＿＿＿＿＿＿

（9）后颈窝（后发际线）：＿＿＿＿＿＿＿＿＿＿＿＿

头发信息：

真发 ＿＿＿＿＿＿＿   假发 ＿＿＿＿＿＿＿   人造 ＿＿＿＿＿＿＿

发质 ＿＿＿＿＿＿＿   色码 ＿＿＿＿＿＿＿   发帽颜色 ＿＿＿＿＿＿＿

（2）毛发植入

毛发植入主要是在制作的硅胶或乳胶头部模型上运用的一种技术方法。其应用范围主要有头发、眉毛、睫毛、胡须等。运用植入方式呈现的效果，自然逼真，便于造型。在毛发的植入操作中，主要分为4个步骤，即：分区设计、材料配对、毛发处理、分区植入。具体的操作步骤如下：

① 分区设计。分区设计主要是在头部模型上根据发型的毛流进行分区，并将分区位置用记号笔在模型上进行标注。在进行设计时，要观察参照对象的毛流情况、外形轮廓、疏密程度等，并根据实际效果在模型上设计出大小不等的分区。

② 毛发是蛋白质合成的角质层，每个人的毛发发质都不相同。在进行植入前的采购时要特别注意，应选择与遗体发质、发色、粗细相同的毛发材料。同时由于眉毛和睫毛的发质比头发纤细且短，更具有弹性，并具有一定曲度，所以在选材时要进行细致比对，最好是能够带上实样。

③ 虽然毛发材料都经过多重工序的处理，但采购来的毛发材料不能马上应用。在植发之前要根据发型需求进行进一步处理。如：遗体发型呈现波浪形，就可以用卷发棒事先将毛发进行卷烫。一些干性发质的，还需要将材料进行脱水处理等。经过处理后的毛发与目标发质更相符，在植入后只要进行简单的修剪和造型就能实现预期的效果。

④ 头发植入时，毛发材料的长度修剪成目标长度的 2 倍。然后在中间的位置刷一层乳胶，范围约是深度的 2 倍。将毛发贴近植发区域的头皮，调整好植发针的角度，然后将毛发植入。观察一下效果和角度是否和自己预期设计的相符，然后重复以上的操作即可。头发植入需要掌握的是发流和发量的疏密，在不影响整体效果的前提下，可以允许存在一些有瑕疵的地方，毕竟头发植入的数量较多。眉毛和睫毛的植入操作步骤与头发基本相同，唯一需要提示的是，由于眉毛和睫毛的毛发具有一定曲度，在植入过程中要使曲度方向和毛流方向保持一致。

（3）假发套编织

测量完头部，获取了所需的尺寸数据并准备好工具之后，就可以开始进行头套制作了。通常头套制作会采用"开气孔"的方法打结，将真毛发系在纱底上面。在遗体整容修复中使用的毛发制品应该选用薄的纱制品。钩织的假发制品从最细到最粗，等级繁多，而且质量越好难度越大。但不论学习何种假发钩织，都必须先学会钩织的结扣方法。

发型式样有多种，根据性别、年龄、形式有不同的区分，例如：分头发式、寸头发式、背头发式、长发式、短发式、卷发式等。不论何种发式，编织的流程大致都是一样的。具体步骤如下：

① 样式设计。根据家属要求或者逝者生前照片，结合测量所得的实际数据设计制作方案。如果事故性遗体头面部完全损毁，无法获得测

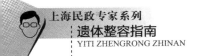
量数据，那么就需要根据我们制作的头部模型的尺寸来设计式样。发型的样式、假发制作方案确定后就可以开始制作了。

② 打样。根据确定的方案在头盔上定位，先用铅笔或记号在头盔上画好要钩织的位置，依据头发流向确定划分区域，为钩织头套打好基础，便于后续钩织工作的顺利进行。

③ 钉带子。就是给钩织的假发制作骨架，是假发套底子拼缝的依托，起着定形、定位的重要作用。为了方便佩戴，有时在钉带子的过程中还会用到弹簧条，弹簧条一般固定在两鬓角和后发际线的位置，它起着固定假发的作用。

④ 绷纱。绷纱在假发套的勾织中是有一定的规律的，一般情况下，前面选用薄纱，后面选用厚纱，硬的纱一般放置在头套周围如两鬓角、前额和后发际线的位置。纱一定要透气，而且在绷纱的时候一定要尽量绷紧，减少或尽量避免出现褶子，这样钩织出来的毛发制品才会平整、服帖。

⑤ 钩织。钩织是制作头套过程中最后、也是最重要的一个阶段。在钩织的时候一定要根据所设计的头套款式选择相应的钩织方向，然后按照顺序一步步完成。人的毛发因为有发旋，才能够保持自然的毛流，在制作假发的过程中也要按照毛发流保持适当间隔进行钩织编发，毛量变化才会自然。

【温馨提示】

发色上要有层次，才不会显得太过刻板。比如，黑色的发套并不是只使用黑色毛发钩织，在钩织的过程中还应加入几根棕色、褐色或者几根浅棕色的毛发进行调节，这样钩织完成的头套才会比较自然。如果逝者年龄比较大，头发有一些花白，那么在钩织的时候可以加一些银灰色和浅黄色，增加层次，显得自然、有活力。

⑥ 常见发式钩织的注意事项：

背头发式：钩织时要在前面钩织完成后，再把头发向后面翻，然后梳理定型。这样钩织出的头套才更有立体感，也更真实自然。

分头发式：发旋不要在分缝处，按头发发流方向细致地进行钩织，每针不要钩太多头发，不要有意留出分缝，钩织好了再分会比较自然。

寸头发式：可以从头旋开始钩织，然后把钩织好的头发反过来；也可先从下面开始钩织，边织边翻。在钩织的时候要注意一定要钩得活一点，不要太死板。钩织前面时可有意将头发左右交错钩织，这样钩织出的发套特别自然。

总之，在设计和制作假头套时，一定要根据逝者实际情况的需要和头型来确定设计方案并制作，以达到真实自然的效果为目的，制作出合乎要求的头套，提高遗体整形修复的还原度和真实感。

假发套制作完成后需要进行修剪，修剪需要考虑到发型的基本面和整体效果，发型的修剪在之后会详细介绍。

（4）组合假发片制作

组合发块制作也是常用方法之一。如果事故性遗体还保留有部分头发，或只是由于疾病化疗等其他原因导致头发部分缺失的情况，就可以选择组合的方式制作假发，当然制作时要根据逝者的发色、发质选择，才能使真、假发融为一体。

① 分区设计。在遗体整容化妆中我们会分成顶部和两侧部三个区域来钩织，然后再进行组合应用，而后脑因为枕着头枕，所以这个面不需要进行钩织。

② 发片编织。根据分区设计制作网眼纱块，或者网眼纱固定在头盔上，然后用记号笔画出大小尺寸。绷在头盔上的纱一般使用黑色的有网眼纱，而在有头缝的位置缝上肉色绢纱，也可以全部使用肉丝网纱，以达到真实自然的效果。钩织针法与前面讲的一样，钩织时头缝和前额部位要织细一些，其他部位可以用大针钩织，每针多带些假发，粗针大线钩织即可。在与真发衔接的边缘位置，应该加入一些略长的假发，这样便于衔接。钩织完成之后，根据需要修剪出层次、形状，再进行最后定型。安装配件：将粘贴胶水或扣式固定夹安装在发片边缘，如遗体头顶没有头发，那么可以使用粘贴胶，胶带的大小要按照适合的大小剪裁之后使用；如果还有部分头发，可以使用固定夹，夹子的夹角要向着假发内侧，轻轻地叠起垫子后用线缠住。应根据发片大小和贴合程度需

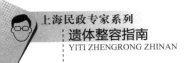

要，确定使用夹子的数量。

③ 假发片组合。假发片组合使用率高、运用灵活，不受遗体头型大小的限制。同时使用空间大，不受发型限制，在应用时可以根据实际需求以及要达到的效果，选择不同的区域设计来完成造型，可以用其中任何一个发片补充或改变前面和顶侧面的头发，使发型变化多样。其在时间上的限制也较小，我们平时可以预先制作一些组合发片，那么当逝者亲属临时提出要求，我们也可以在很短的时间内用发片从容地将头发造型梳理好，这不仅节约时间，还大大提高了工作效率。

七、假发佩戴

（1）假发套佩戴

假发套的佩戴也是非常重要的一个步骤，如果只懂得假发制作的知识而不了解正确的配戴方法，一样达不到理想的化妆效果。

① 将逝者的头发整理干净，用发网包裹好，然后用卡子固定。

② 把假发从前往后戴上，先用额头把假发前端顶住，然后双手拇指食指捏两边后侧发际线，其余三指托住后脑头发，托的同时向后拉假发，让假发完全包裹住整个后脑，将遗体原来的头发完全覆盖。

③ 整理一下碎发，注意要把露在外面的碎发也放进去。

④ 梳理调整假发，尤其注意耳朵位置，然后用梳子梳理好。

假发套应沿自然发际线的前面粘贴在头部，这样做出来的头发看上去才不会显得离前额太远或太近，效果才会逼真自然。

【温馨提示】

一般假发套在化妆结束后整理发型时佩戴，但是佩戴前面有网纱的假发，则必须先戴上假发后化妆，因为网纱必须在化妆之前使用酒精胶或者硅胶黏合在皮肤上，而化好妆之后网纱就无法与皮肤黏合。

（2）组合发片佩戴

根据部位和安装配件的不同，安装手法上也略有不同。

顶部发块的佩戴：

① 准备好假发片和梳子，把发片边缘的黑色小卡子打开，把黏胶

上的保护层去除。

② 以头顶为基准，找到两侧平衡点，按照反射形状按压假发。

③ 将固定夹逐一扣好，扣夹子的时候一定要按住头顶，否则头顶可能会鼓起来。

④ 佩戴好之后用梳子梳理，将假发的发丝与真发发丝融合在一起，就非常自然了。

【温馨提示】

如果前额处是有真发的，那么佩戴的时候可以略微后移，不要压住发际线，佩戴好之后再将前端的头发往回梳，便可使发际处的假发块与真发融合在一起，这样头发看上去就非常逼真了。

（3）局部发片的佩戴

① 准备好假发片和梳子，把发片边缘的黑色小卡子打开，把黏胶上的保护层去除。

② 将头发梳理顺畅，然后将头发分为上下两层，上层头发先用夹子固定好。

③ 用梳子把下层头发梳理一下，将发片卡在这层头发上。

④ 卡好之后，将发片捋顺，让它显得更自然一些，能够和原来的头发很好地融合在一起。如果觉得发量少，还可以多分几层，然后按照同样的方法将发片卡上去。

八、毛发修剪

毛发修剪包含遗体头发的修剪和假发套的修剪，假发套的修剪主要是调整假发长度和固定造型，遗体头发修剪一般以简单的层次修剪和梳理调整为主，使发型轮廓饱满、平衡协调，目的都是为了配合整体造型。

人过世后毛孔松弛，太过复杂的层次修剪时对头发头皮的提拉，会造成大量脱发，因此是否适合进行修剪造型，需要整容师结合遗体保存实际情况进行判断，但原则上我们不建议在遗体原有头发上进行复杂的造型。

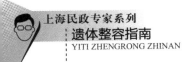
（1）修剪工具

表 3.9　理发工具表

平口剪	打薄剪
尖尾梳	围　布
喷　壶	夹　子
剪发梳	发　刷
假发支架	柔顺喷雾
三脚架	光头头模
头　枕	电推剪
卷发器	吹风机
滚　梳	定型喷雾

① 平口剪是基本剪发工具，主要用于修剪头发。

② 打薄剪。打薄剪可以让头发更加轻盈。

③ 头枕。头枕主要是支撑后脑，为整形师留出修剪的空间，是遗体理发时必备的工具。注意，要选择支撑后脑头枕，不能使用我们常见的元宝枕和 U 形枕。

④ 电推剪。电推剪一般在修剪男性遗体发型时使用。

⑤ 围布、喷壶、夹子、剪发梳、夹子、发刷等都是常见的辅助工具。

⑥ 三脚支架、光头头模、假发柔顺喷雾等都是修剪假发套的辅助工具。

⑦ 卷发器、吹风机、滚梳、定型喷雾等在整理造型定型时使用。

（2）剪发技法

以下介绍几种常用的技法：

① 直线剪法。夹好发片，用剪刀平稳地将发片裁剪成直线。这也是最常用的一种方法。

② 斜剪法。利用分发线与手指所形成的夹角，裁剪出外围线。通常用在刘海的修剪和正面两侧发片的修剪上。

③ 点剪法。将头发梳直、压住，进行点剪。侧转角位置由于操作空间的限制，不能夹发片，也不方便使用发梳推、掀的时候使用此法。

④ 推剪法。利用长剪刀及剪发梳，或利用电剪，剪出较为干净的发型。

通常是在修剪短发时使用，借助发梳、电推剪的配合，通过推、掀发梳修剪来调整外围轮廓线和层次。

【温馨提示】

同一个区域在进行修剪时，要以前一片发片为引导，用同样的手法进行连接修剪。

（3）遗体头发与假发修剪步骤

① 修剪准备。所需要使用的修剪工具要在独立操作台上排开，尽可能靠近遗体。将头枕枕在遗体后枕部，使其形成一定的角度，从侧面观察一下枕部下方角度是否合适，修剪的空间是否足够。围布从遗体胸前经颈部两侧系于后颈部，将胸前和肩膀位置的衣服遮盖住。再次调整遗体头部的角度，然后用梳子将头发进行简单的整理。

② 修剪分区。观察遗体头型与发型，根据观察结果设计修剪区。如果是长发，需要用鸭嘴夹沿修剪区进行分区固定，短发则不需要，但是整容师心里应该有这个隐形的区域。按照发型修剪的基本面，假发套的修剪同常人的发型修剪一样，涉及五个面：正面、顶面、左侧面、右侧面、背面；而遗体头发的修剪只涉及正面、顶面、左侧面、右侧面这四个面，后脑枕在头枕上，因此背面可以不作考虑。在修剪时都需要考虑面与面的转角的衔接。

③ 修剪顺序。男性遗体从右侧鬓角开始沿发际线在修剪区内对轮廓线进行修剪调整，至左侧鬓角结束。女性遗体则从中间的刘海位置开始向左右两侧修剪调整。虽然后侧我们无法修剪到，但在修剪两侧分区的时候可以左右转动遗体头部，尽量显露出更多的侧面空间，让两侧面层次衔接更加自然。修剪过程中反复观察调整，根据需要的修剪轮廓进行修剪。

④ 修剪。持剪刀时，食指、中指握住刀身，控制稳定度，指环置于

无名指第二关节，拇指第一关节。剪发时，若暂时不用剪刀，应将刀柄合拢，大拇指由手环中抽出来，而将剪刀置于掌心，再用四指握住剪刀。右手握发梳，选取发片梳理整齐，左手夹取发片，左右手交替配合，调整夹发片的位置。夹发的位置影响外围线及层次。夹发片的位置确认无误后，即可活动拇指，将剪发梳放置虎口，利用拇指力道握住剪发梳，然后配合剪刀的使用开始剪发。修剪完毕后清理碎发，将围布等取下。

（4）假发套修剪注意事项

如果遗体本身头发或头皮条件不符合修剪要求，而家属又希望能够改变发型，则可以建议配合使用毛发制品。假发套的修剪基本流程和技法与遗体头发的修剪是一样的，不同之处在于以下几点：

① 准备的时候必须将需要修剪的假发套套在光头头模上，便于观察假发套的构造、钩织方法和发流走向，确定修剪方案。如果是长发套的修剪，则需要使用三角支架，一只手梳理头发时，另一只手需要在头模上取一个支点轻轻按住，保持重心稳定。

② 分区上后侧也要进行修剪，但修剪时主要观察的视觉面与遗体头发修剪一样，因为最终是要给遗体佩戴的。

③ 发根定型或卷发在支架上进行。前提是使用真发制作的发套才可以加热定型，如果是人造纤维的则不能加热处理。

（5）整理定型

借助吹风机、滚梳调整发根方向来整理造型，可以让发型更立体饱满。注意，一定不能让加热卷棒贴到头皮，也不能让吹风机长时间对着头皮吹，那样会损伤头皮。

最后，使用定型喷雾，喷的时候不能对着脸的方向，距离应在10 cm 以上，使喷出的喷雾与头发充分接触，这样可以让造型持久。如果距离太近，喷出的喷雾易破坏之前整理好的造型，还会使造型变得刻板。

【温馨提示】

这个步骤我们通常可以在化妆完成后操作，配合妆容进行整体造型的梳理。

九、染发

毛发染色可分为临时性和永久性染色两种，遗体整容化妆师需要掌握的是临时性染发技巧。

（1）染发工具及材料

表 3.10 染发工具表

油　彩	染发膏
染发喷雾	笔　刷
围　布	耳　罩
调色盘	调和碗
软毛梳	鸭嘴夹
毛　巾	尖尾梳

（2）染色方法

① 彩绘法。调配适合的颜色，涂刷在需要染色的位置。注意颜色一定要与整体相适应，上色的时候不能上得过多，以免在头皮上结块，形成过分虚假的效果。这种方法只适用于局部染色。

② 喷雾法。直接使用一次性毛发喷雾剂进行染色，这种方法效果好，而且操作简单便捷，还能提高工作效率，所以是遗体整容化妆师最常用的一种染色方法。注意操作时不能对着脸的方向喷，避免破坏妆容和发际线边缘，可以使用毛巾或纸巾将脸部和衣服遮盖住。

③ 剂染法。选择适合的染发剂，挤压出染发剂均匀涂刷在头发上或者在头发上反复梳理，涂抹梳理结束后等待观察上色效果，一段时间后将染发剂清洗干净。不同染发剂在使用方法上可能略有区别，可参照说明书使用，但建议选择一次冲洗的。

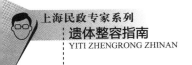
第四节　遗体本色化妆

化妆的本意是修饰瑕疵达到美化视觉感受的目的，而遗体化妆是通过运用各种技巧对遗体面部五官进行渲染，增强立体感，从而达到真实还原逝者容颜的效果。从这个角度去理解的话，所有遗体化妆中所运用的技巧和化妆品都应该围绕着素颜效果为中心。

一、必须掌握的色彩知识

1. 什么是三原色

"三原色"是指红、黄、蓝三种基本色。两个原色的等量混合可以调配出间色。两种间色可以调配出复色。在法国 19 世纪印象主义画派出现以前，人们大都习惯认为物体的颜色是固定不变的，这就是所谓物体的"固有色"。后来印象派画家大胆地提出不存在固有色，物体的颜色是随着光线的变化而变化的，从而否定了固有色。人的眼睛是根据所看见的光的波长来识别颜色的。可见光谱中的大部分颜色可以由三种基本色光按不同的比例混合而成。

2. 色彩的三属性

色彩的三属性是指色彩具有的：①色相。色相是指色光由于光波长、频率的不同而形成的特定色彩性质。②明度。明度是指物体反射出来的光波数量的多少，即光波的强度，它决定了颜色的深浅程度。③纯度。纯度是指物体反射光波频率的纯净程度，单一或混杂的频率决定所产生颜色的鲜明程度。三种性质。色相是指色彩的相貌，就是我们所说的颜色；明度指色彩的明暗程度；彩度表示彩色相对于非彩色差别的程度，是描述色彩离开相同明度中性灰色的程度的色彩感觉属性，是主观心理量。色彩的三属性是界定色彩感官识别的基础，我们必须掌握并灵活应用三属性变化。

3. 色相环的作用

色相环是指一种圆形排列的色相光谱（SPECTRUM），色彩是按照光谱在自然中出现的顺序来排列的。暖色位于包含红色和黄色的半圆之内，冷色则包含在绿色和紫色的那个半圆内。在色相环上相邻的两个颜色叫邻近色，例如：红与橙、橙与黄、蓝与绿。色相环上直径两端相对的颜色称之为互补色，例如：红与绿、黄与紫、蓝与橙。遗体化妆上的色彩运用主要是以暖色调、邻近色的配色方法为主，表现自然柔和的效果。例如：各种色号的粉底、腮红、口红等。

4. 无色系

黑白灰系列的颜色我们统称为无色系。从物理学的角度看，它们不包括在可见光谱之中，故称之为无彩色，从视觉生理学和心理学上来说，它们具有完整的色彩性，应该包括在色彩体系之中，属于中性色。

二、遗体化妆工具

化妆工具与化妆品通常都是配套使用的。遗体化妆中不同种类化妆品所使用的工具也不一样。

1. 海绵扑

一般在涂抹霜状、固状的粉底时都会使用海绵扑。涂抹固状粉底时，将海绵扑在水里浸湿，然后再把多余的水分挤掉，可以使固体粉底在涂抹的时候更服帖，更好上妆。针对皮肤容易干裂脱皮的，可以用海绵扑蘸取乳液，让海绵充分吸收乳液后再涂抹固状粉底，这样在涂抹粉底的时候还可以滋润皮肤。

2. 粉底刷

上粉底液可以使用粉底刷，它可以将粉底液很好地推匀，使粉底更加薄透。粉底刷也是遗体整容化妆师最常用的工具之一，可以迅速上妆。使用粉底刷时如果留下刷子刷过的痕迹，可以再使用海绵扑顺着肌肤的纹理轻轻拍，让粉底液更服帖，同时也可以将刷子的痕迹拍掉。但是一定要定期清洗以保持刷子的清洁度。遗体化妆用粉底刷在大小、材

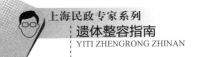

质上有不同的选择，如呢绒、羊毛、兔毛、狼毫等，各有特点。呢绒和兔毛的比较软，羊毛和狼毫则稍硬些。

3. 大号散粉刷

顾名思义是刷散粉用的。散粉也叫蜜粉、定妆粉，所以这款刷子一般是用来定妆的，当然也可以用来刷腮红，应根据实际情况灵活应用。用刷子蘸取适量定妆粉后，将刷子抖几下，将多余的粉末抖掉，然后在脸上大面积地刷，将定妆粉在整个脸上刷均匀。

4. 粉扑

粉扑也是化装箱里的必备工具之一，通常我们会在用粉饼的时候配合使用粉扑，可将粉很好地推开。在使用散粉的时候也可以使用粉扑：用粉扑蘸取适量的散粉，然后对折，将散粉揉均匀，再在脸上按压就可以了。笔者个人喜欢用刷子定妆后再用粉扑按一下，会让妆容更服帖。粉扑还有一个用处，就是给未完全解冻的遗体上妆，这样的遗体即便脸部清洁过，表面也会不停地有水凝结形成细小的水珠，粉扑有很好的吸水功能。

5. 不同型号的小笔刷

主要用来上眼影、补色、局部调整等。笔刷只能用于同一质地的材料之间的调色，不能混用。比如，用来刷粉状眼影的笔刷就不能用来调油性粉膏。所有笔刷用后要及时清理干净，否则再次使用颜色容易污浊。

6. 不同型号的勾线笔

勾线笔主要用于一些细节的勾画以及边缘线条的修饰等，比如眉形、眼线、唇线的勾画。

7. 调刀

调刀也称作"万能刀"，在整形化妆中应用比较广泛，在化妆时对一些细小伤口的填补、色彩的调配、试剂搅拌等都可以使用，是很多整容师必备工具之一。

8. 调色板/盘

调色板/盘用于遗体化妆时的色彩调配，按照材质区分，有木质、塑料和金属。初学者最好使用塑料白底的调色板，这样不会影响对色度的判断。

9. 剃须刀

现在的剃须修面工具主要分为电动式和手动式两种。电动式剃刀主要应用于较短胡须的修剪，由于前部有金属防护网，所以对皮肤的损伤比较小。手动式剃刀配合不同的刀法，适合修剪较长的胡须。

三、遗体化妆用品

遗体化妆用品从化妆功能用途上来区分，主要包括润肤水、保湿霜、粉底、眼影、腮红、口红和一些特殊材料，比如黏合剂、清洁剂、封闭剂等。以上所列化妆品，我们在选购时通常会选择一个色系的多款色调，调配使用。而这些材料只要是性质相同的，也都可以相互调色使用，例如，当油性口红颜色不适合，可以加适量其他颜色的油彩调成适合的颜色；再如，腮红有时候也可以作为暖色眼影使用。整容师必须有敏锐的色感知，在操作中看似相近色的粉底在不同肤色的遗体脸上却会形成很大的反差，这些都考验我们对色彩的识别运用。

1. 润肤水

润肤水主要应用于软化角质，使皮肤柔软，保持皮肤滋润、光滑。它的主要原料是滋润剂，如沙棘油、角鲨烷、霍霍巴油、羊毛脂等，还加入适量的保湿成分，如甘油、丙二醇、丁二醇、山梨醇等，也可加入少量的表面活性剂、天然胶质以及水溶性高分子化合物等。

2. 保湿霜

保湿霜是一种液态霜类化妆品，是水包油型的乳化剂，含水量在20%—80%，具有一定的流动性。

3. 润肤油

润肤油有滋润皮肤的功效，但更多时候我们将它作为调和剂使用。

4. 油彩

油彩是一种熔化油脂，含有油质和颜料的稠状物。一般用于戏曲妆容和人体彩绘，易于调色，肤色适用范围广，色彩丰富，延展性好，价

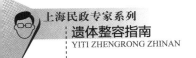

格低廉，广泛应用于基础遗体化妆。通过色彩调配，可用于底妆、口红、腮红、眉毛等整体妆容，也可与其他粉底结合使用。

5. 粉底

用来调整皮底色肤色，按其性状又分为粉饼、湿粉膏、粉底液、粉状粉底等。遗体化妆中我们所使用的粉底，不局限于单一的材料。如化妆时用油彩＋润肤油调和，可以稀释成我们常用的"粉底液"。粉底液在使用时，可直接将液体点在脸上，再将粉底液推匀即可。粉底液不适宜使用海绵扑上妆，如果用海绵扑的话，那粉底液会很快就用完，因为海绵的吸附能力很强。又如霜状粉底在使用的时候，先在手背上将粉底推匀，再直接用手指在脸上涂抹开来即可。

6. 眼影

眼影是涂抹在眼睑和眼角上的一种彩妆，也有膏状、乳状、粉状之分。

7. 腮红

又称胭脂，是涂敷于面颊颧骨部位，以呈现健康红润气色以及突出面部立体感的化妆品，有粉状腮红、膏状腮红、液体腮红。

8. 口红

唇用美容化妆品，其主要功能是赋予嘴唇以色调，强调或改变两唇的轮廓，显示出更有生气和活力。

9. 黏合剂

以 α- 氰基丙烯酸乙酯为主，加入增黏剂、稳定剂、增韧剂、阻聚剂等，用来黏合固定嘴唇或表皮伤口。

10. 清洁剂

75％的医用酒精和汽油，主要用于遗体表面清洁消毒和一些工具的清洁。

四、遗体化妆基本程序

遗体化妆是为了让逝者能以最安详自然的容颜与亲属告别，所以一般而言遗体化妆所追求的效果要求更接近于生前的自然本色。遗体化妆基本程序如下：

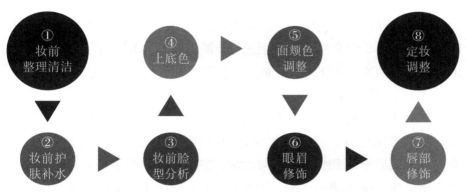

配图注解：①化妆前整理清洁；②化妆前保养与补水；③面部脸型分析；④底妆上色；⑤面颊色彩调整；⑥眼眉部修饰；⑦唇部修饰；⑧定妆调整

1. 化妆前整理清洁

用酒精棉对面部及五官进行清洁，酒精棉清洁可以除去面部污渍和角质，同时可以起到表面杀菌的作用。多数人在临终前因抢救会使用呼吸器、胶布，导致面部有黏性物质残留痕迹，当酒精无法彻底清除残留，需要使用汽油或其他强效清洁剂，但汽油等强效清洁剂具有强刺激性，会加速表皮水分蒸发，损伤皮肤，不可大面积使用，且使用汽油清洁后务必立刻对皮肤进行补水保湿处理。如果面部有血迹或呕吐物，那么在面容整理之前应先进行污物处理，然后再进行口眼闭合、剃须修面、面部清洁等相关操作，避免污物污染范围扩大。虽然遗体防腐的时候已经进行过孔道堵塞污物处理，但是随着遗体腐败的发展变化，可能个别遗体口鼻腔还会有污物渗出，所以整容师还需要留心观察。

2. 化妆前保养与补水

妆前保养顾名思义就是在上妆前进行的护肤保养。或许你会有疑问，遗体化妆也需要保养补水吗？事实上，人体中约有70％是水，身体与空气的接触面时刻都有水分流失。人体最常见的补水方法就是喝水，通过代谢给细胞补水；人过世后代谢停止，而表皮水分蒸发并没有停止，皮肤太干或太过黏稠都会使粉底浮于皮肤表面而不自然。所以，

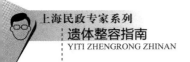

想要保持皮肤柔软湿润的状态，就需要进行保养护理，才能化出自然的妆容。

妆前保养补水的关键是分肤质进行。这里所说的肤质不是通常所指的干性、中性、混合性，而是指遗体皮肤保存状态和保存质量，这确定了遗体皮肤的质量和状态，应依此选择适当的保养补水方法。

（1）正常肤质的补水

正常肤质，可以使用润肤水（化妆水）在脸上轻轻擦拭，擦拭额头、脸颊等部位时，将化妆棉放在中指和无名指上，用小拇指和食指夹住；擦拭鼻子、眼睛等细小部位时，将化妆棉放在中指上，用无名指和食指夹住。每次使用 2 mL 的化妆水或润肤水就可以给皮肤充分的滋润。如果有条件的话，可以使用质地轻盈的保湿乳或保湿啫喱，在脸上轻轻按摩直到被皮肤全部吸收。注意不论是爽肤水还是保湿乳的使用都要适量，不然会适得其反。

（2）皮肤干燥，妆前紧急补水

很多时候我们会看到皮肤表面有很多皮屑，不处理而直接上妆的话，干皮会暴起，尤其是鼻头鼻翼、下巴额头等部位都会出现暴皮现象影响妆容。由此可见，给肌肤补水保湿十分重要。所以，如果发现有皮屑，就要先去除脸上的死皮角质，我们可以利用十分钟时间给皮肤做个保湿面膜，补充一下水分，敷面膜的同时也可以软化死皮，一般润肤水也含有表面活性剂成分，可用作皮肤二次清洁使用；然后用湿的化妆棉轻轻擦除脸上的死皮，这样上完妆，肌肤会感觉非常水润。

（3）表皮轻微损伤的紧急"抢救"

这里所说的轻微损伤是皮肤表层经由外力作用所致的轻微损伤。例如亲属用过热的毛巾给遗体擦脸，遗体的表皮层会受到损伤，这种损伤在最初阶段很难被发现，但经过一段时间后表皮就会发生变化，从轻微的黄点到颜色逐渐加深再到区域性的皮革样化。这需要及时发现，及时采取措施，进行补水，保湿锁水，避免进一步恶化。皮肤颜色越深脱水越严重，补水浸润需要的时间也就越久，然后在皮肤补水后，可以在损伤区域涂纯凡士林，纯凡士林可以有效隔绝空气，在受损区域形成保护屏障。

（4）嘴唇也要小心呵护

嘴唇上的肌肤很薄，大概只有其他身体部位肌肤厚度的1/3，而且没有汗孔，没有油脂腺，不会分泌油脂，没有天然的保护膜。因此，嘴唇皮肤对干燥、低温特别敏感，更加容易失去水。尤其是有些遗体临终前嘴巴是张着的，嘴唇贴在牙齿上，然后由于存放时间较久没有好的保养护理，导致嘴唇变形无法自然闭合。像这种已经变形的嘴唇，靠妆前短时间简单的补水保湿是无法恢复的，需要借助局部器官重塑来实现，但是对于那些轻微脱水，还是可以通过敷唇膜补水保湿，让嘴唇恢复些许水润，使之更容易上妆。

【温馨提示】

补水和保湿是两回事，补水是给肌肤补充水分，让其更加滋润；保湿是让肌肤锁住水分，不让水分轻易流失，水分不流失，肌肤就自然水润有弹性了。当然，不同的遗体根据本身情况、存放空间温度与湿度等内外因的不同，变化情况也会有所不同，这也是遗体存放期间要进行观察护理的原因之一。

3. 面部脸型分析

在化妆前先要进行脸型分析，可以依据前文提到的相关知识，对遗体的脸型有一个基本判断。为了能够使遗体面容经过化妆后更自然生动，妆前的脸型分析是非常重要的，可以帮助我们在底妆阴影色和亮色调的区域选择上做出正确的判断。应遵循整体平衡、扬长避短、自然真实的原则，依据面部的标准比例，利用色彩和影调进行合理的调整。

4. 底妆上色

遗体肤色与生前差异较大，整容师通过对底妆色彩调整以复原逝者最真实的皮肤色调，也就是我们常说的"本色"。在这里我们不能错误地把"本色"理解为不上底色，这是指生前皮肤"本来"的颜色，是自然状态下最真实的肤色。整形师通过调配基础色调，利用阴色与亮色对面部进行强调或淡化，来实现"本色"。你可以从镜子中观察一下自己，

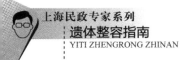

我们面部的肤色不是单一的一种颜色，不同的部位色度、明暗都有区别。优秀的整容师可以通过阴色和亮色的调整，让面部五官达到视觉上"微整容"的效果。

（1）底色上妆步骤

① 遮瑕。化妆时会使用颜色比较深的遮瑕膏。遮瑕是为了掩盖面部的缺陷或创伤，但在遗体化妆中遮瑕膏还有一个比较重要的作用，就是要将一些面部的特征细节进行强化，如老年人面部的褶皱、雀斑等。挑一点遮瑕膏在你的手背上，用调刀调匀，然后你需要使用一些比较小的化妆刷，一点一点地将这些细节描画出来，因为那些是非常重要的特征点。至于颜色的用量、色度方面的问题，只能依靠自己慢慢地积累经验了。

② 粉底。粉底主要用于化妆的基底层，一般而言要非常薄且均匀。上妆前要仔细观察，根据头面部结构分析，然后再结合色彩的知识准确选择和调配色调。可以将调配好的底色与面颊、前额和下颌部位进行对比。如果色调选择正确、调配合适，底色就能够与肤色自然融合。从准备好的戏剧油彩、湿粉膏、粉底霜、粉底液、粉饼、散粉等材料中进行选择，根据遗体肤色状态以及所要达到的妆面效果，选择适合的油彩色调，使用专业化妆刷，同时可结合润肤油进行调配，调配成明度、纯度符合要求的色彩。你可以从面积最大的部位开始，也可以按照由上至下的顺序涂开，在鼻头两侧油脂分泌较多的地方也要涂上，但在底色上妆时一定要绕开前面遮瑕的位置。等基本的底色完成上妆后，再慢慢勾勒面部的特征细节，让两种颜色能够很好地融合自然。

③ 定妆。要让妆容保持一段时间，就需要进行面部定妆。在定妆时我们经常会使用散粉，散粉的颗粒细腻，几乎没有什么遮瑕功能，但能够很好地与底妆融合，起到保护的作用。在上散粉时可以用较大的化妆刷蘸取，然后在面部上方用手指敲击化妆刷，使粉末抖落，最后用化妆棉轻轻按压。有时候针对一些特殊的遗体，我们也会使用定妆喷雾，它能够在遗体面部迅速形成一层透明薄膜，但要注意的是喷雾不能正对遗体面部，要在遗体面部的上方平行地喷洒。

（2）底妆的选择与使用

油彩常用色有：肉色、嫩肉色、中年色、老年色、红色、黑色、白色等。

① 湿粉膏。湿粉膏"看似霜"，霜膏质地、固态稳定；"妆似雾"，用在肌肤上变为清爽粉态，加倍服帖，如雾般自然裸透；"触似水"，推开转化为轻柔的液体状态，顺滑的水质感能很好与肌肤紧密贴合，令肌肤均匀透明，柔滑细纹，能够遮盖各色尸斑、毛孔，调整影调实现轻松遮瑕。可用于整体底妆，也可用于局部遮瑕。

用法：做底妆使用时，用湿粉扑蘸取粉底膏涂抹于脸上（湿粉扑的含水量，以手挤压不出水为宜），或用保湿水喷少量于粉底膏上，然后用粉底刷蘸取粉底膏涂抹于脸上，这样粉底会更滋润、更贴合；做遮瑕使用时则直接涂抹。

② 粉底液。粉底液质地轻薄水润，流动性强，一推即匀，不卡粉，妆感清透自然有光泽；精细的柔焦色素能提供细腻的自然妆感；蕴含的光亮成分能够提亮肤色，提供自然柔和的光泽感；保湿成分更滋润，有助于上妆，让粉底更服帖。

用法：根据遗体不同肤色，选择适合色号，用化妆刷或海绵直接涂抹或选择不同色号调配成适合色号后再上妆。

③ 粉饼。粉饼质地细腻清透，可用作底妆，也可用作定妆、补妆使用。

用法：用海绵蘸取粉饼涂于脸上。

④ 遮瑕膏。遮瑕膏用于遮盖斑点、瑕疵。

用法：根据具体遮盖部位以及要达到的遮盖效果，选用专用化妆刷或海绵蘸取遮瑕膏涂抹于需要遮盖处。

【温馨提示】

影视化妆或平面摄影化妆中所用的阴影和逆阴影矫形化妆术一般不适用于遗体整形化妆，例如，下颌轮廓阴影矫形一般用于缩小正面的宽下巴形象，但是追思会上亲属瞻仰遗容的角度并非在逝者正面，所以不能起到很好的矫形效果。运用阴色可以在视觉上产生一定的收缩效果，

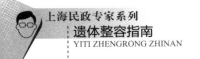

但本质上无法改变两腮松弛下垂的状态，如果需要改变局部轮廓特征，建议可以通过手术进行局部器官重塑。

（3）化妆注意事项

① 在进行肤色矫正化妆时如果肤色异常，如全脸黑黄或青紫，底色通常要融合到颈部（包括所有裸露部位）。

② 千万不能用厚厚的浅色来达到所需色调，而要使用薄而融合均匀的色调，一层一层上妆。最终呈现的效果必须是一种自然的肤色，而不是厚厚的化妆涂料。不能有油腻感或粉底不均匀的堆积斑痕。

③ 底色要融合至发际线，遮盖鼻子下面和整个下巴，注意在眼窝和眼睛上底色时海绵要折叠起来，这样更易于上妆，另外别忘了耳朵部位的底色。

④ 定妆时需要去除上妆过程中毛发上的粉底残留，调整眼睑眼窝，修整色调线条，使底妆融合自然。

5. 面颊色彩调整

面颊色彩调整就是我们通常所说的使用腮红，确定颧骨的色轮廓，使面色更加红润光泽。操作时应由颧骨上方向上、向外融合，不要将腮红向下涂抹至侧面（该部位要上阴影或自然轮廓以衬托腮红），如果往下涂抹与侧影混合容易形成污斑，使妆面色调显得不干净。也可根据要求在下巴、前额、鼻子、耳垂处淡淡涂抹，使整个底色调饱满，使面容更加红润。实践中根据不同的脸型，腮红的涂抹位置和手法都有所区别，整容化妆师可以根据遗体整形所需的妆容特点，选择最适合的方法。

注意事项：

① 在腮红的颜色选择上，要选择与年龄、肤色、妆面、服饰相协调的颜色。例如皮肤黝黑的老年人不适宜选用粉色系和砖红色系腮红等。

② 不要在乳霜型粉底上使用干性腮红；如果使用干性腮红则必须在底色完全扑过粉，否则不同性质的化妆品难以融合，不能均匀打开，会形成色块。

6. 眼眉部修饰

（1）眼部修饰

我们通过眼影的方式来对遗体眼部进行修饰。运用色彩对眼部修饰不能千篇一律，要视情况而定。从色彩学的角度来讲，深色会给人收缩的感觉，而浅色则相反。

通常眼影上妆位置着重在上眼睑，而遗体则恰恰相反，注重的是下眼睑的修饰。眼影的目的是为了让眼睛看上去深邃，通过色彩的深浅变化体现立体感。在化妆时遗体的眼睛是闭合的，如果在上眼睑上深色眼影，会让人感觉眼部出现了一个黑眼圈，所以一般不使用夸张的眼影色来修饰眼睛，以免适得其反。老年人遗体眼部修饰主要是下眼睑的位置，因为随着年龄的增长，下眼睑会出现明显的眼袋，而且颜色也会比周围的肤色深，让人感觉比较憔悴。所以针对老年人遗体眼部的修饰，主要是调整下眼睑眼袋位置的色泽，使其颜色与周围的肤色统一，看上去健康饱满即可。

（2）眼线与睫毛

在对遗体进行底色上妆时，睫毛上会因为沾上底妆而变色，所以清洁去除那些颜色，让睫毛恢复本来的颜色，是很有必要的。眼线描画的位置主要是在眼裂边缘、睫毛的根部，眼线能够使眼裂更加清晰。由于遗体眼部肌肉松弛，会向面部两侧下垂，容易导致眼裂变长，这是不正常的状态，通过勾画眼线，增强睫毛的基底色，让眼裂变短、收拢，会显得更加自然。但需要注意的是眼线的色彩运用要自然，特别是在男性遗体应用时更要把握是否适宜。除此之外，不应增加特殊效果。

（3）自然眉形的画法

眉毛位于面部上庭的分割线上，是面部重要的黄金分割线之一。眉毛的疏密、色泽深浅，以及眉形的长短宽窄，不仅构成面部立体感，更是增加识别度的主要特征之一。要画出自然的眉型，应从认识眉毛结构开始。眉毛分为眉头、眉峰和眉尾三个部分。老年人的眉毛比较稀疏，眉头和眉尾的毛量较少，且色泽以灰白为主。这就要求在上色时注意色彩不宜采用深色，只要对于毛量稀少的地方作适当补充就可以了，应尽可能保持自然。而中年人和年轻人的眉毛毛量较多，眉形鲜明，色泽大多以黑色为主，因此在原有眉形的基础上可进行适量调整。中国人的脸型趋于扁平，不像欧美人种那样立体，所以大部分人的眉尾位置会更短一些。要确定眉尾的位置，可以在鼻翼与外眼角内侧作一条连线，与眉头到眉尾的水平线交汇处就是眉尾的位置。眉头则是从鼻翼与内眼角的垂直线与水平线的交汇处。这些辅助参考线能够帮助你清晰地确定眉毛的位置。中年和青年男性遗体的眉毛画法，主要是在眉峰与眉头之间的眉根处进行着色，切忌将底色延伸到眉头或眉毛的上下缘。而中年和青年女性遗体，则先要仔细观察眉毛是否有修眉和描眉化妆的痕迹，若没有则按照自然眉形进行描画，如果有就需要进行适当的修饰。画眉的主要步骤是：①确定眉形。眉形需要与脸型配合，整容师需要根据遗体的面型选择合适的眉形。②修饰眉形。按照选择的眉形使用修眉刀进行修剃。先将眉外缘的杂乱的眉毛剔除，再根据眉形修整。③描画眉形。上边缘毛流往下开始描，以不超过眉尾、不超过眉毛上缘来描绘。下边缘以不超过眉的轮廓为标准，比外缘内缩 1—2 mm 才是下笔位置，同样以眉中央为起点，一直画到眉尾为止。④用眉刷将颜色融合均匀。对眉毛比较浓密的人来说，只需补足中间缺色的地方，如果使用眉笔则顺着眉毛流向画，使用眉粉则先逆向再顺向地刷，使颜色均匀。

【温馨提示】

① 画眉毛时，要选择比头发色浅的眉笔。对于染过的棕色系发色，宜用棕色或浅棕色，而浅黑色发色则需要深棕色或黑棕色。发色乌黑亮丽的可使用黑色。灰色与白色头发的老年人可以使用深银灰、灰色和银灰色。

② 较淡的妆面可用眉刷直接沾深棕色眉粉描绘，较浓的妆面或断眉、缺眉的遗体，需要用眉笔勾画出适合的眉形。

③ 在用眉笔描画眉毛之前，先用眉刷刷一下。这样可以清除眉毛中多余的底色。描画之后，还要用眉刷将眉毛轻轻地刷一遍，让颜色渗透，并去除眉笔所留下的一切生硬的线条效果。

7. 唇部修饰

自然唇妆是本色妆容的关键一步。通常情况下我们画唇色会选择或调配一个适合的唇部色调，在整个唇部直接涂抹上色，如果唇底色较好，则无须进行强烈遮盖。若你仔细观察会发现唇纹是由内向外散射的，唇色也是靠近中心的地方较为红润，中心向外由深至浅。所以要想达到自然生动的效果，在按照正常的画法涂抹完唇色后，最后一步用"勾画法"强调色彩变化，刻画唇部细节，起到画龙点睛的效果。但在遗体化妆中多数情况唇色是不理想的，要么干燥起皮，要么发紫发黑。

（1）嘴唇起皮、不自然怎么办

有时候嘴唇太干，容易干裂起皮，看上去总有一层白色的东西浮在表面，怎么上口红也不自然。如果干皮变硬，千万不能用镊子撕掉，否则会损伤好的皮肤，甚至还可能会出血，导致口红无法上色。可先用浸满保湿水的化妆棉敷在嘴唇上，停留10分钟左右。取下化妆棉，软化后的干皮可以轻松被擦除，在轻轻点拍唇部直至化妆水全部吸收。在嘴唇上涂上薄薄一层凡士林或是润唇膏，滋润一下唇部。约两三分钟后，再取干化妆棉或纸巾轻轻擦去嘴唇上的油脂。凡士林虽然是很好的滋润产品，可是如果唇上油脂过多，就会影响之后唇色的饱满度，还会显得泛油光。嘴唇恢复自然滋润，便可以正常上唇色。

（2）嘴唇发紫发黑怎么办

许多因心血管疾病而死亡或猝死的逝者，遗体存放多日后，嘴唇会发紫并且颜色不断加深，处理不好会影响整体妆容效果。可选择适合颜色的遮瑕膏，将遮瑕膏涂在发紫的唇部，要完全遮盖，轮廓与外边缘用点拍的方式涂抹均匀。用粉扑蘸取少量蜜粉，揉开后轻轻在嘴唇上按压几下，实际上是起到唇部定妆的效果，避免接下来上口红的时候口红颜色与遮瑕膏混合，影响遮盖效果和口红色调。注意蜜粉一定要揉开且不能多，否则容易结团（如调配适合的口红上色，先用唇刷笔尖或唇线笔勾画唇线，然后再将口红在整个唇部刷开）。

【注意事项】

① 唇部色调要根据逝者年龄、肤色、服装以及妆容效果进行选择

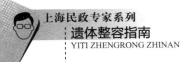

和调配。如果化妆箱中有适合的唇彩或口红颜色可以直接使用，没有的话就必须进行调配。许多老年人的唇色是偏深偏暗的，如果画上粉红色的唇色就会显得不自然。

② 遮瑕膏还可以让厚唇变薄或薄唇变厚，若嘴唇上下或左右不对称也可以调整至和谐的状态。需要注意的是，如果嘴唇并没有发紫发黑，只是要改变不理想的唇形，那么在上遮瑕膏的时候只需要涂抹在嘴唇周围唇线的位置，然后边缘融合均匀，不需要将整个嘴唇涂满。

8.男性遗体化妆的注意事项

男性遗体化妆要掌握好度，对面部五官予以适当的强调或淡化，就可以有较大的改观。男性遗体的本色化妆，不要使用鲜艳的唇色和亮泽的腮红，不要画眼和突出眉毛。

① 要确保胡须剃刮干净。如果皮肤太干，也需要进行补水保湿，尤其是在刮胡须后要进行补水。

② 化妆后可以上扑粉以降低光泽度，从而达到较自然的脸色效果。

③ 男性遗体化妆多数情况下无须使用腮红，除非亲属对遗体面色有特别要求外。如一些生前肤色较深或者患有高血压的老年人，可以将腮红调成日晒色（一种深橙色），用海绵蘸取腮红施于面颊、前额和鼻子部位。

④ 唇部的修饰上，不要像女性遗体化妆那样描绘唇线，仅添加一些色彩，然后淡化边缘，这样会更自然些。

五、化妆时运用的技法

在遗体化妆中需要使用一些基本技法，这些方法虽然简单，但需要整容师在日常工作中经常进行训练。

1.上妆技法

有时候我们会收到这样的反馈：家属觉得逝者化妆后变年轻了，感觉不太像了。事实上，年轻化的原因主要有三个，一是在死亡后皮肤失去弹性，变得松弛下垂，尤其是老年人原先一些比较明显的皱纹变得舒展；二是粉底过厚遮盖了遗体原本脸部的特征，比如雀斑和痣；三是有些老年人从来没有化过妆，妆容"太精致"了。这就要求我们要掌握好各种上妆技法，并灵活应用。

（1）点拍法

用手或海绵扑蘸取粉底，在皮肤表面进行轻轻点拍，适用于局部调整、补妆，或遗体皮肤质量不好、表皮轻微游离等情况。

（2）涂抹法

用化妆刷或海绵扑蘸取粉底，局部涂抹或全脸涂抹，先涂后抹均匀。正常皮肤状态都可使用此法上妆，也是应用最广泛的方法。

（3）按压法

用化妆刷或海绵扑蘸取粉底，与皮肤上先按后压，按压手法底妆较厚。一般适用于尸斑或瑕疵遮盖，不能用在皮肤质量不好或脱皮、游离等皮肤处。

（4）勾画法

勾画是另一种上妆手法，是在上好底妆之后，再通过勾画细节体现脸部明暗变化，五官特征以及色彩、色调变化，让面部轮廓自然与纹理细节真实。主要运用在细节的勾勒上，如眉形、眼线、唇线。

"本色"化妆的秘诀就在于化妆材料与上妆手法的完美结合。遗体整容化妆师需要在实践中根据逝者面部的原型分析、肤色分析，以及材料性质和效果要求，将各种上妆手法结合使用，并不断总结经验、提升技能。

2. 剃须刀的应用

剃须，是用剃须刀剃去脸上的胡须，主要适用于男性；修面，是指用刀片去除脸部多余的绒毛。一般而言年长者或自然死亡的逝者在修面上没有特殊要求，但是我们常会遇到一些年轻女性或者生前长期服用激素类药物导致脸部汗毛异常生长的逝者，汗毛或者绒毛过长会导致粉底不贴合皮肤，浮于绒毛之上，影响妆容效果，这时就需要通过修面使妆容更加服帖。

（1）剃须修面原则

剃须修面要遵守两个原则：一是要皮肤绷紧，二是要逆着毛发生长

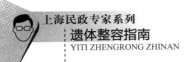

的方向修剃。对于面容消瘦的遗体，电动剃须刀的刀头无法与脸部皮肤很好贴合，会影响剃须效果，而传统剃须刀刀锋脆薄，可随手腕灵活转动，更易贴合皮肤，剃须效果好，这也是我们比较喜欢使用传统剃须刀的原因。下面介绍传统剃须刀的使用方法。

（2）剃须刀的握法

打开剃须刀，食指、中指、无名指按在刀背与刀架折叠处，拇指与食指相对顶住刀身尾部，尾指夹在剃刀末端与刀架夹角处。

（3）常用的刀法

根据握刀手势、运刀手法不同，刀法可分为正手刀、反手刀、推刀、削刀、滚刀等，但在遗体化妆中我们常用的是正手刀和反手刀。

① 正手刀法。刀锋向下倾斜，运刀时使用腕力，手指和肘部不动，根据部位和毛发流向从外向内修剃。有顺和逆两种：顺剃时，刀锋向下，由上而下从右鬓角开始，到下颌侧刮右颈部、下颌下部和下颌下面咽喉及咽喉左右两侧等部位；逆剃时，刀锋向上，由下而上，从下颌下部到上唇、下颌左侧和右侧等部位；刮脸从左右颊到左耳边缘等部位。

② 反手刀法。刀口向外，手腕向内转，使掌心略向内翻，刀口做上下的运动。此刀法可以在正手刀不方便的情况下作为正手刀的补充。

（4）剃须注意事项

① 剃须前要使用保湿喷雾或保湿水软化角质，避免因刀口摩擦破坏表皮角质层，使皮肤表面毛糙而影响上妆；修剃完毕后也要使用保湿喷雾并轻轻拍打使保湿水完全吸收，保护皮肤。

② 拇指、食指绷紧皮肤，逆着胡须生长方向进行修剃，从左至右依次进行，修剃完毕用手指逆着胡须生长方向抚摸，检查皮肤是否光滑，如有毛刺感则再次进行修剃。

③ 刀锋接触皮肤时，刀背与皮肤形成小于 30° 的夹角，不能竖直。胡须较粗的，可以加大倾斜角度。

六、一些实用的小方法

1. 粉状粉底的制作

目前市面上能买到的定妆粉、蜜粉的颜色大多数适合皮肤白皙的年轻女性，而在遗体整容化妆中我们所要面对的遗体肤色是多样的，尤其以老年逝者和深肤色者居多，所以我们很难买到适合的粉状粉底。因为没有合适的定妆产品，导致我们在上完粉底后不进行定妆，而跳过了这个环节。粉状粉底另一个重要的用途就是用于未完全解冻的遗体。

下面教大家一个简单的方法，自己动手定制符合需求的粉状粉底。

① 准备一些婴儿爽身粉和研钵。

② 选一些不用的或碎了的打底色的眼影（肤色到棕色系），如果是块状的眼影可以压碎了使用。

③ 取适量婴儿爽身粉和眼影粉在研钵中抹匀。应根据实际需求调制，如果需要偏白的粉就多加些婴儿爽身粉，如果需要偏深的粉就多加些棕色系眼影粉。最后取出一些，在自己手臂上试一试颜色，看颜色的效果，并观察在手上的粉是否足够细腻。

④ 找一块干净的纱布和大号胶带用完后的内芯，将纱布围绕着内芯固定好之后，在下面打个结，将研磨好的粉用纱布筛一遍后就可以了。

【温馨提示】

若想制成粉饼状或膏状，可以加上几滴橄榄油或荷荷巴油，酒精 1 mL（帮助压制，做成后会自动挥发，不会留在化妆品上），快速搅拌，然后装在干净的粉饼盒子内，上面铺上一层保鲜膜后用小物件反复压实即可。

2. 补水面膜的制作

① 准备好超大瓶润肤水、小空瓶、压缩纸膜或局部使用的化妆棉。

② 将压缩纸膜或化妆棉放置在小空瓶里，然后倒入润肤水。

③ 拧上瓶盖，放置备用。

遗体皮肤表面补水常用到补水面膜，应提前制作好，方便需要的时候取用。

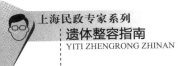
第五节　遗体沐浴

"沐浴净身"自周朝起就有严格法式。沐浴指为逝者擦洗，沐即洗头，浴即浴身。根据《礼记·檀弓上》记载"掘中霤而浴"，意为掘室中之地做坎，架床于坎上，移尸床上而浴，浴尸之水流于坎中。为避免逝者裸露，还需四人举起布幅为之遮挡。浴之时，由一人汲水相递，一人用细葛布擦洗。虽然后世因各种原因在流程上进行了改变，但遗体沐浴依然是重要的丧礼习俗之一。

遗体沐浴作为一项正式服务项目，其理念遵从的是人性服务。在这个环节中，整容师会让已经僵硬的遗体，通过按揉的方法重新变得柔软起来，再用清水洗净肌肤上的尘垢，让逝者的躯体和生者的灵魂都能够得到一次洗涤。每一个生命在自己的哭声中来到这个世界，在父母或者护士温柔的手里清洗干净，完成"迎接生命的洗礼"，清爽无碍地开始幸福的一生；每一个生命在别人的哭声中告别这个世界，也应当有一场"送别的洗礼"，洗去尘世间的病痛、辛劳与烦恼，承载着亲人的祝福，了无牵挂地开始新的旅程。

一、服务对象的选择

沐浴服务是双向选择的服务项目，这其中并非有什么歧视，而是出于对公共安全和生者感受上的考虑。整容师对遗体是否能够进行沐浴的选择，主要是依据遗体的死亡原因以及遗体保存状态。通常情况下无传染性疾病、正常死亡的并且保存良好的遗体都可以进行沐浴。但针对一些特殊情况的遗体，应向逝者家属明确告知无法提供服务的原因，以获得家属的理解。那么哪些遗体不适合开展这项服务呢？

1. 非正常死亡遗体

因意外死亡（例如：车祸、高空坠落、火灾烧伤等）导致躯体严重损伤的遗体。此类遗体通常呈现大面积开放型创伤，内部组织和血液会随着伤口外流。进行沐浴会对遗体的保存产生不良影响，同时在服务中家属会感到恐慌和紧张。

2. 传染病遗体

患有各类传染病的遗体，如：重症乙肝、SARS（传染性非典型性肺炎）等，详细参考《中华人民共和国传染病防治法》关于传染性疾病的相关规定。虽然生命体征已经消失，但身体中的致病菌和病毒并没有随之消亡，任何的传播媒介控制不当，就会给服务人员或家属健康带来安全隐患，同时接触后的废弃物和废水也会对环境造成危害。

3. 高度腐败遗体

对高度腐败遗体进行沐浴操作，非常容易造成体表皮肤的再次损伤，同时遗体经过大量水洗后，会加快遗体腐败的速度，造成体型发生巨大的变化。同时遗体在服务过程中所散发出的有害气体对人体具有危害性。

4. 逝者具有皮肤病

此类遗体体表会呈现出不同的变化，有的全身布满水泡或结痂，沐浴过程中清洗、按摩都会造成皮肤的损伤或破裂等。

二、沐浴硬件

下面列出的设备清单都是在服务中会应用到的必备品。

1. 遗体沐浴床

是遗体沐浴服务的主要设备，床体的浴盆为加厚一次成型的亚克力材质（宽度约 85 cm，长度为 200 cm，深度约为 25 cm），床体下方可配置折叠式或固定式钢支架，可以根据服务的需求进行选择。床体内侧有四个凹槽，在上面可以放置铝合金担架，担架网布为尼龙材质，操作时可以将遗体安放在上面。床体一端配置了冷、热水进出口。

2. 供水设备

供水设备由液压马达、水管、水箱、阀门、三通等几部分组成。水管与三通连接马达和水箱形成一个供水系统，阀门则是控制水流速度的装置。

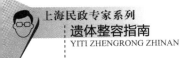

3. 置物架

你可以将浴巾和毛巾折叠出你喜欢的样式，摆放在置物架上，也可以将一些沐浴时所使用的用品和工具摆放在上面。

4. 落地衣架

衣架可以放置遗体沐浴后要穿的衣物，事先准备好这些会让你的工作更加顺畅。

三、沐浴工具

在沐浴中所使用到的工具，大部分在我们的生活中都会使用到。这些工具看上去比较烦琐，但在操作中你能体会到它们的便捷性。由于操作需要和操作方法上的区别，这些东西会被设计得更精致一些。

表 3.11　遗体沐浴工具清单

浴　巾	酒　精
头　巾	镊　子
洗面奶	药　棉
洗发水	棉　签
护发素	化妆棉
沐浴乳	洁面扑
润肤露	梳　子
指缝清洁刷	剪　刀
废弃物收纳盒	吹风机
浴巾收纳箱	修眉刀
污物袋	剃须刀

【温馨提示】

1. 工具准备主要是围绕洁面、剃须、洗头、沐浴、指甲修剪、皮肤保湿等服务小项进行准备，在操作中可以根据实际情况增减。

2. 浴巾要求能够遮盖全身，能包裹住肩膀，能将两侧手臂完全遮盖，给遗体翻身的时候不会掉落。根据遗体体型选择尺寸大小为 100 cm×200 cm 或 90 cm×180 cm。

四、沐浴前的准备

沐浴前需要进行一些前期的准备工作，以确保服务过程能够顺利进行。很多时候我们会忽视这些前期的准备，以致在面对家属时，一些突发的情况让我们自己措手不及。周全的准备一定是一个良好的开端。下面介绍一些基础的准备步骤。

① 把遗体身上的衣物整理好，放在一个储物袋中，保持体型姿态为自然的仰卧状，就像是熟睡中一样。并在遗体上盖上一块能够遮盖住全身的大浴巾，这是服务尊重的开端。

② 我们需要仔细检查一下身体上每一处肌肤，发现有任何问题都需要进行记录。特别是一些不容易发现的微小创伤，或者是已经结痂的伤口，在操作中容易发生意外情况，都要进行一些预先的处理并制定应急方案，比如对伤口溃烂部位进行清创、消毒和封闭处理等。

③ 将体腔与外界连接的孔道清洁并堵塞，防止体液或血液外溢，同时防止沐浴用水进入体腔。如不进行堵塞，沐浴时水可能会从鼻腔、口腔或者未封闭的针剂防腐进针口等进入，加速遗体的腐败。有些整容师往往不太重视这个步骤，或许是觉得操作太麻烦，但这是一个比较关键的步骤，不能忽视。

④ 对遗体面容进行整理。将遗体的口眼自然闭合，保持安详的状态，并且要确保这样的状态能够一直维持到整个沐浴过程结束。

⑤ 检查沐浴房间的设备是否齐全，特别是沐浴所使用的浴巾，数量要充足，不要等开始操作后，还要频繁进出房间去取用一些用品和工具。工具和用品等要确保能够正常使用。确保电源和水源已经开启，操作环境能够满足服务要求并且一切准备就绪。

【温馨提示】

沐浴前遗体的检查整理可以在沐浴床上进行，也可以在不锈钢床上完成，应根据实际情况进行选择，当然我们更倾向于在不锈钢床完成，

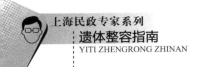
因为不锈钢床宽度较小，不需要深度弯腰，相对而言可以减少整容师腰部受力。

五、沐浴操作过程

遗体沐浴服务包含面部清洁、头发清洗、指甲修剪、全身舒缓按摩、身体清洗。整个沐浴过程需要两个人配合完成，尤其是后背的清洗、翻身擦拭等。沐浴过程中有些家属会选择来观礼，我们也会根据情况选择在沐浴结束后增加更衣和化妆的环节，让家属能够看到亲人最后完整的妆容效果。

我们将沐浴过程中各个服务项目的先后顺序，依据操作的科学性、便捷性，以及家属观礼的视觉感受进行了设计。下面是完整的服务流程，对于服务项目中涉及的操作技巧和要领也会重点说明。

1. 我们需要跟前来观礼的家属进行充分的沟通

这是一个非常重要的环节，决定了整个服务的好的开始。应将观礼过程中的注意事项逐一告知家属，并安抚家属的情绪，询问家属是否需要共同参与以及逝者生前的一些情况等，比如沐浴时需要特别注意的事项、逝者喜欢梳怎样的发型、对妆容有什么特殊的要求，等等。整个服务的过程我们都要使用"敬语"，比如"您好""请问"。跟家属沟通好之后正式开始操作之前，还需要跟逝者作个沟通，如果逝者是一位古稀老人，我们可以说："爷爷／奶奶，现在要帮您洗头了，水是温的，请不用担心。"我们要从内心里真正地把逝者当成是有生命的存在，在进行每一个操作的时候都要跟逝者交流，只有真正做到事死如事生，我们的每一个动作、每一个眼神才会更加的温暖，而这样的温暖是我们抚慰家属悲伤情绪的最好方式。

2. 面部清洁、头发清洗、指甲修剪和全身舒缓按摩

遗体沐浴的操作必须由两人共同合作完成。这里我将两个人的角色分别设定为 A 角和 B 角。A 角站在遗体头部，开始面部清洁和头发清洗。一定要先清洁面部，然后再清洗头发，由上至下操作流畅，清洗完头发之后需要用干毛巾擦拭包裹，如果反过来操作会将干毛巾弄湿。B

角从遗体脚的位置开始，先修剪指甲再按摩全身。在这个过程中 A 角和 B 角的站位分别处于遗体头和脚的位置，给观礼的家属留出了足够的空间，让他们可以看到我们的每一个动作。

【温馨提示】

站姿与体位，适合的体位、步态、姿势有利于发力和持久操作。沐浴操作时，我们常采用站立位，两足呈丁八字步。这种体位身体可进退自如、侧转灵活。同时要含胸拔背，不要挺胸凸肚。注意手和身体相应移动，不要只移动手而不移动身体。在操作过程中保持身体各部位动作协调一致，这是一项基本功。

（1）A 角的面部清洁操作

我们可在面部清洁过程中，对肌肉和皮肤加以按摩，来缓解遗体脸部僵硬以及临终时痛苦的表情和紧缩的眉头，使面部表情更加安详自然。面部按摩的手法有许多，一般来讲我们会顺着肌肉生长纹理，由上至下进行。

① 将浴巾折至锁骨下方，使整个头面部及肩颈部位露出来，将浴巾拉平，开始洁面。

② 使用洁面海绵或洁面巾，将脸打湿，注意这里一定不能使用花洒龙头直接冲淋，否则易造成水倒灌进鼻子。取用洁面乳或洁面膏于掌心揉搓起泡，然后均匀涂抹在脸上，从额头开始由上至下划圈按摩清洗，注意不要让泡沫流入眼睛和鼻孔中，另外不要忘记肩颈部也要清洗到位。

③ 额头太阳穴按摩。用两手中指、无名指在前额向上向外画圈，从前额中部眉心开始，分别画至两侧太阳穴，然后用两手食指点压太阳穴或额头打 Z 字点太阳穴，重复多次。

④ 眼部护理按摩。用食指第二节的内侧面分推上下眼眶。上眼眶从眉头到眉梢各一次；下眼眶从内眼角到外眼角各一次。先上后下，一圈各两次，共做 5 组，放松眼眶周围肌肉。

⑤ 清洁鼻子按摩法。用中指在鼻子两侧上下推动按摩，然后食指和中指从鼻梁由上至下推到鼻头，左右手交叉进行。需要注意的细节

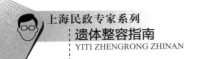

是，有些逝者生前鼻翼两侧皮脂分泌较为旺盛，或是长时间卧床等原因，导致遗体死皮和油脂堆积形成污垢，又或是遗体曾冷藏保存导致污垢和表皮粘连，操作时既要注意力度的掌握，也要注意清洁的效果，确保不损伤表皮。

⑥ 唇部按摩法。两手食指或中指沿着嘴唇边做交替画圈动作，然后分别由中间向两侧嘴角轻抹。上唇由人中抹至嘴角，下唇由下颏中部抹至嘴角，抹至下唇外侧时，两手指略向上方轻挑。反复多做几次即可。

⑦ 肩颈部僵硬缓解按摩法。抬高下颏，用两手由下向上轻抹颈部，由左至右，再由右至左，反复几次，然后双手自两侧锁骨外侧由上至下沿着肩膀、由外向内到颈部后侧再向上提拉，重复多次。

⑧ 按摩清洁完成后，用洁面海绵或洁面巾蘸清水将泡沫洗净。

【温馨提示】

手套的大小可以根据自己手的尺寸进行选择，要保证完全贴合手指，不松动、不影响操作。对整容师而言这是必要的自我保护。如果有家属观礼，手套最好选择透明的，避免视觉上给来观礼的亲属造成手术般生硬和冰冷感，视觉上更加温馨。

按摩提拉皮肤的力度和每一组动作的重复次数应根据遗体的皮肤状态和保存质量而定，这需要我们在实践中不断积累经验，进行准确的判断。

按摩过程双手要湿润并保存适量的洁面膏（露），使双手保持良好的推动性和延展性。

按摩清洗过程中应始终让遗体的表情保持安详自然的状态，避免过度提拉导致口眼张开。清洗结束后要用棉签清洁内眼角、眼睫毛和鼻孔周边的残留物。

（2）A 角的头发清洗操作

就像我们自己每天需要洗头发一样，人生的最后一次妆扮自然也少不了这个环节，洗去头发上的油脂和污垢，让逝者干净清爽地与亲友告别。对于生前长期卧床或者行动不便的人而言，长时间不清洗头发会导致油污堆积，久卧病床还会使头发变形，另外人去世后毛孔会松弛，导致头发容易脱落，所以就需要我们更加小心仔细地清理。干净清爽的头发也有利于后期发型整理和造型制作。

① 开始前先用自己的手调节水温，然后温水充分、均匀地淋湿全部头发。为遗体沐浴洗头，水温不宜超过 30 ℃，以手试微暖即可。后脑位置淋湿时需用单手托住遗体头部，将手掌张开，使整个后脑稳稳地落在掌心，靠手腕的转动来转动整个头部，动作要稳定、流畅。另一只手握住花洒。

② 取少量洗发水（液）在手掌中心，双手搓开，涂在发中和发尾，顺时针打圈，待泡沫丰富后开始抓洗。抓洗头发的步骤为：鬓角到百会—神庭到百会—完骨到百会—双手提拉后脑发际线——手抬头，另一手在风池抓到百会—换手重复——手放在风池，另一手在神庭反手抓风府扣拉到百会，提拉发际线。抓洗的主要目的是将洗发水均匀地涂抹在头发上。把洗发水打匀的过程中让洗发水中含有的表面活性剂与空气充分接触。表面活性剂有亲水和亲油（疏水）两端，油污在水中形成较为稳定的乳浊液后，就可以轻松用水冲走了。

③ 冲洗泡沫，边冲洗边揉搓，冲洗后脑时单手托头单手冲洗，可用抓喷头的手将喷头置于掌心，五个手指托住后脑，另一手揉搓，然后交替，将后脑完全干净清洗。如头发油脂较多不易清洗，则可重复再洗一次。洗头时可以适当增加按摩手势，但不要用力提拉头发，因为人在去世后毛孔会松弛张开，提拉会加重掉发，所以整个洗头过程要轻柔。

④ 取少量护发素在手掌中心，双手搓开，涂在发中和发尾，顺时针打圈，然后以抓头方式均匀涂抹全头，按摩头发至充分浸润护发素，然后冲洗干净。冲洗过程注意水流不可太急，避免水溅到脸上。抓发揉搓发际线、耳朵后侧、后脑时注意控制泡沫，避免泡沫进入耳道。冲洗耳朵周围时，可将耳垂、耳郭提起盖住耳窝，洗头结束后用棉签清洁耳蜗。

⑤ 用毛巾擦干头发，然后将头发包裹好。毛巾包头法有顶式、扭转式、羊角式，我们常选择羊角式包头法。羊角式包头法，毛巾在耳垂

两侧包裹成两个"绵羊角"的形状，可以支撑头部，避免之后的按摩、翻身、清洗身体时头部晃动。因为遗体头部晃动可能导致已闭合的嘴巴张开，所以选择羊角式包头法可以保持头部的稳定。选择一条厚一点的毛巾包成羊角浴帽。先将毛巾长边 1/2 中心处铺于后脑下方，另外 1/2 将头发裹好后向内折叠，一边压另一边。折叠后，毛巾两端向外卷，注意要压住重叠部分，卷紧一些。同样方法两端再卷两次，根据毛巾的长短可多卷几次，但最少也要两次。

（3）B 角指甲修剪和清洁

指甲修剪，先从脚趾甲开始，然后是手指甲。再进行沐浴准备的时候，我们将遗体的双脚重叠在一起，先修剪上方的脚趾甲，然后交换。手指甲则先修剪内侧，然后外侧。（注：内侧是远离家属的一侧，外侧是靠近家属的一侧）

① 浴巾上折露出双脚，整理浴巾、拉平。

② 开始前用手调节水温，然后用温水轻轻地将双脚淋湿，特别是脚趾的位置可以适当多冲一会儿，软化趾甲，这样会好剪一些。

③ 用指甲钳从大脚趾到小脚趾依次修剪去多余的趾甲。实际操作中我们常常遇到的是年长的逝者，随年龄增长趾甲也会增厚、变硬，温水可能起不到很好的软化效果，所以我们在选择修剪工具时会选择较锋利的指甲剪，必要时配合剪刀、锉刀等修剪工具。

④ 用小工具依次去除趾甲缝内残留的污垢，然后再取沐浴液揉搓起泡，涂抹于脚趾和脚掌上，然后按摩清洁，用指缝刷彻底清除趾甲污垢。

⑤ 用温水将泡沫、污垢冲洗干净。

【温馨提示】

按摩清洗的时候需要转动手腕、脚腕关节、指关节以及脚心和掌心，来缓解尸僵造成的脚底和手掌的僵硬。

（4）B 角全身舒缓放松

冲洗前身体按摩的主要目的，一是为了缓解尸僵，让关节活动自如，有利于后续更衣；二是希望能够通过按摩放松寄托一份祝福，卸去逝者一生的疲惫与辛劳，安抚生者的悲伤情绪。

① 站在内侧，从上到下用温水将全身淋湿。

② 由上至下，按摩全身。

③ 清洗四肢，先双腿，后手臂。

【温馨提示】

按摩清洗手臂时，一只手要"握住"逝者的手掌，像"握手"一样传递掌心的温度，然后提起整个手臂并按摩。

在整个操作过程中，A、B两人要掌握好自己的操作进度，保持默契，使整个过程舒缓流畅。A清洁面部时，B修剪指甲；A开始洗头时，B开始按摩全身和清洗四肢，操作进度要基本保持在这个节奏范围内。不能出现一个人已经全都操作完毕，而另一个人仍停留在某个阶段，而影响服务进程。

3. 全身的清洗

这个步骤主要涉及躯干、臀部和大腿，需要掀起浴巾清洗正面，翻身清洗后背，所以需要A、B两人配合共同完成全身清洗，冲去泡沫并擦干。出于对私密性的考虑和清洗服务的要求，我们专门设计了掀浴巾，以及转身占位的动作。

（1）全身清洗流程

① A、B两人站在遗体同侧靠近遗体肩膀位置，B一手提起内侧浴巾角，另一手压住遗体外侧浴巾，将浴巾微微掀起，给A留出空间清洗上半身。掀起浴巾的时候略微侧身，将操作面展示给家属。这样掀浴巾的方法能够保证逝者隐私部位不暴露，而展示给家属看到的是我们整个清洗的动作。

② A手持含有沐浴液的浴球，清洗上半身，一边按摩清洗，一边将泡沫全部冲洗干净。

③ B走到靠近遗体小腿位置，换手掀浴巾，同样是一手压住外侧，另一只手掀起浴巾。

④ A手持含有沐浴液的浴球，进行清洗，一边按摩清洗，一边将泡沫全部冲洗干净。

⑤ B 走到外侧为遗体翻身，A 手持含有沐浴液的浴球，进行清洗，一边按摩清洗，一边将泡沫全部冲洗干净。

（2）遗体翻身小技巧

翻身要找准三个支点：遗体颈部支点、胯部支点，以及整容师站立位支点。

① B 以站立位在遗体右手位，面向遗体俯身将右手经遗体前腹部至左侧，扣住左侧腰胯处，左手托起右侧胯部，翻转手腕向前抵住。

② A 以遗体左侧肩部为支点，右手经胸前扣住左肩，左手托住右肩，配合 B 一起将遗体侧翻身，并用左手抵住。

③ 左手放在遗体右胯骨后侧，手掌贴住髋骨和臀中肌位置加大受力面。腰胯连接着躯干和下肢，所以选择腰胯作为第二支点。

④ 整容师站立位的支点，在操作者与沐浴床之间寻找第三个支点。通常情况下会选择用自己的胯骨抵住沐浴床，向沐浴床借力。找准三个支点，同时掀胯提肩，留出清洗后背的空间。

通过三个支点借力，能够让遗体保持稳定，整形师动作舒缓、姿态挺拔，在抱起遗体的瞬间减少腰部受力，避免长时间操作造成劳动损伤。

【温馨提示】

① 操作全过程浴巾都要盖好，时刻保持浴巾整齐笔挺，如果在按摩、翻身或冲洗过程中浴巾叠合在一起，整形师要随手将浴巾拉直对齐。细节的严谨，保证仪式的庄重。

② 身体冲水和清洗泡沫的过程中，使用花洒时注意一手握花洒，另一只手遮挡前方，防止水花溅起。

4. 主要是沐浴的收尾工作，依次为替换浴巾、擦干身体、皮肤保湿、吹干头发

（1）浴巾替换

沐浴结束前，我们要将遗体身上湿的浴巾换成干的。将干浴巾折叠成长条状或卷成长条状，湿浴巾肩膀端折叠到胸口，干浴巾一端压住两边肩膀，然后两人配合，先覆盖后抽离，边覆盖边抽离。

（2）皮肤保湿

擦上润肤露或使用保湿喷雾，起到皮肤滋润保湿的效果。在身体擦拭时如果需要掀浴巾，则参照前面方法进行。

（3）头发吹风

遗体沐浴中我们对头发吹风的目的就是把头发吹干，以免更衣时湿头发把衣服弄湿，让头发干爽蓬松。注意不能直接对着脸吹，如果吹风机有温度选择，为了使头发快干，发梢可以用低热吹干，发根和头皮宜选择冷风，热风吹头皮不利于遗体保存。

六、身体按摩手法

沐浴过程中都会运用按摩的手法。这里将它进行归纳总结，以便于更好地理解和应用。

1. 捏法

捏法分三指捏和五指捏两种。三指捏是用大拇指与食指、中指三指夹住肢体，相对用力挤压。五指捏使用大拇指与其余四指夹住肢体，相对用力挤压。缓解遗体颈部和四肢僵硬可用此法缓解。

2. 揉法

日常保健按摩的揉法有指揉法和掌揉法，而我们常用到的是掌揉法，单手或双手重叠，以肘为支点，前臂主动晃动，带动腕部做轻柔缓和的摆动。躯干的按摩清洁常用此法，由上至下，正面顺时针，背面逆时针打圈。

3. 推抹法

用单手紧贴皮肤，以肘为支点，上推下抹，动作流畅，轻而不浮。主要用于四肢的清洁按摩。

4. 捻拉法

用拇指、食指两指捏住一定部位，相对做揉搓动作，边揉搓边拉直，操作时动作要灵活快速。此法主要用于手指、脚趾的按摩清洁，因为一些疾病或去世后尸体痉挛，会导致遗体出现脚趾弯曲或手指半握拳并且僵硬。

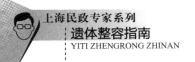

七、清洗按摩动作要领

1. 由近及远

以心脏为中心，离心脏近的部位为近端，反之为远端。例如大腿和小腿，大腿离心脏较小腿近，那么大腿即为近端，小腿为远端。四肢按摩冲洗一般是从近端到远端进行操作，如从大腿到小腿，从上肢肩臂到肘腕部等。如此按摩，则顺应神经的走向，有利于舒展筋脉，缓解尸僵。

2. 由轻到重

由轻到重按摩需要用力，但用力应适当，并非越大越好，需结合遗体保存质量、尸僵情况等采用先轻后重的按摩法。若手法太重可能会破坏局部表皮，不但达不到预期的效果，还可能适得其反。一般来说，按摩刚开始时手法宜轻，如果尸僵严重无法缓解，重复按摩时可稍重些。在有亲属观礼的沐浴按摩中一般多采用轻柔手法，手法要稳而灵活，用力要缓和，轻而不浮，重而不滞。就是说，"轻"但不要在皮肤上飘动，无"渗透"作用；"重"但不要在局部深按，以免形成瘀斑或破坏表皮，不要用蛮劲和突发暴力，以免让亲属心理上产生不适。

3. 从上到下

从上到下进行按摩冲洗更方便。因为人体的四肢是大腿或上臂的肌肉较小腿和前臂要丰富，按摩时若肢体肌肉痉挛，呈条索状，从上到下有利于粘连松解；同时，人的重心在躯体，用力时不会使遗体肢体晃动；冲洗时从上到下，能更好地将泡沫冲洗干净，减少重复冲洗次数。

4. 由表及里

由表及里是指按摩时要求力量能由表层渗透到里面，不要只在皮肤表层，更不要将皮肤擦伤。手法忌虚浮于表、力不达里，手下之力量应通过体表深入肌肉、筋骨，有沉实之感。

5. 动作连贯

要求手法能连续、持久、均匀，并要有一定的力度，不可忽轻忽重，忽上忽下，忽左忽右。动作要有节律性，速度、力度要有节奏感，例如面部按摩时不同指法之间转化可以加一个安抚动作，视觉上连贯美观，增强画面感，起到心理安抚的作用。

八、遗体更衣

遗体更衣就是为遗体换上干净的新衣。传统的丧葬礼仪中这个环节被称为"小敛"，汉刘熙《释名·释丧制》中记载："衣尸曰敛，敛者，敛也。敛藏不复见也。"古时候小敛是有专门的礼仪程序的，大致为：先将小敛衣衾备好。并行奠仪。设小敛床，铺好席褥。然后依次将作捆束用的绞带、覆尸之衾、受祭之服、襚衣等十九重衣按自下而上的顺序铺于床席之上，执事之人待奠仪完毕，将手盥洗洁净，在众人共助之下移尸于敛床，按自上而下的顺序将衣衾穿好，所有衣服均不结纽，而以衾裹之，再将绞带扎紧。小敛衣衾亦要求双层夹衣。

现代殡葬服务中同样有遗体更衣的服务项目。在环节上不像古礼那样的烦琐，衣物也有所改进，有的虽然还是延续着传统服饰，也有一些已经开始转变为现代服饰。但在操作规范上同样要遵循尊重逝者的要求。服务中为遗体进行更衣操作时，需要 2 名工作人员共同配合完成，彼此之间要有一定的默契度，工作中互相信任、互相保护。

更衣要领：遗体移动，轻抬轻放。

衣物穿戴，三口对齐。

动作规范，发力一致。

1. 脱衣

① 工作人员站立于遗体两侧，一人从领口开始，一人从腰部开始，同时解除衣服上的纽扣，解除纽扣后将衣服外翻放于身体两侧。

② 两人同时握住遗体两侧手臂腕部和肘部，沿肩部向外侧转圈，活动一下遗体上肢。

③ 将衣服两侧的衣缝对齐后用一手握住，另一只手握住遗体手腕，共同发力向上提起，两人同时将衣服迅速抽向肩部方向。如果一次无法完成，可再重复一次。

④ 将遗体的双手紧靠耳部，使双手保持平行状态，两人同时拖拽

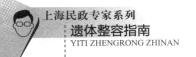

袖口将衣物抽出，后将双手归于身体两侧。

⑤ 脱去下身裤子时，两人站立于遗体髋部两侧，先将鞋子脱下。然后解除裤子上的腰带和纽扣，将两侧裤子边缝对齐握住，一手握住脚腕向上抬起至臀部离开床面时，同时用力将裤子往脚腕处拽。可分为两步进行，第一步可拽至膝盖，第二步可拽至膝盖下方。然后两人站立于遗体足部，双手拽住裤口将裤子脱下。

【温馨提示】

脱除衣物时不能将衣服翻转，避免皮屑飞扬。

操作时不可使用蛮力，避免对遗体造成损伤。

两人操作要配合默契，避免造成劳动损伤。

2. 穿衣

正穿法是比较常用的穿衣方法。遗体在穿衣时处于仰面平躺的姿势，整形师分别站立于遗体左右两侧。穿衣前为了能够使穿衣的操作更便捷省力，可以在遗体身上抹一点爽身粉，这样内衣就不容易黏在皮肤上了。开始后，两人先为遗体穿上袜子。然后将裤管套在手臂上，握住脚踝处，轻轻提起另一只手，顺势将裤腰拉向臀部。如果你的力量不够大没有办法一次到位的话，可以将遗体向侧面翻一下身，然后再将臀部下方裤腰提到腰间。整理一下裤子，将它拉挺一点。然后一人系上裤腰带，一人穿上鞋子。穿上衣时，在左手侧的人先将衣服的袖管套在自己的手臂上，握住遗体左手，另一只手将衣领拉到遗体颈部位置，使衣肩与遗体的肩膀对齐，然后右手托住腋窝处，左手握住右侧衣领做准备。（注：如果逝者生前某只手有疾病，或者尸体痉挛未缓解，手臂弯曲无法伸直的，则先穿患侧或僵硬侧；穿另一侧手臂时，单手握住遗体的手，另一只手拉上衣，如果手臂较为僵硬，可以用拉衣服的手腕抵住遗体的手肘往下推，推拉结合将袖管拉上）这时站在遗体右侧的人左手托起遗体后颈，右手托住下颌底端，将遗体向上抬起成55°—75°，左手侧的人顺势将衣服从遗体背部送至右手侧。这是一个连贯的动作，将遗体放平之后，右手侧的人开始穿靠近自己一边的衣服，左手侧的人用右手托起遗体后颈部，左手经腹部扣住右侧腰胯，人向后仰，利用重心移动使遗体向自己一方侧翻。预备动作时可以将一条腿弯曲踩在横杆上，抱起时弯曲腿，腰部、手臂同时发力，可以有效减少腰部受力，保护腰椎。实际操作环境和设备会有所不同，操作者要善于观察周围环境，利用设备以及自身骨骼肌肉的力量，借力使力，达到自我保护的目的。另一边的人顺势将右侧衣袖套起，然后两人分别从上下两端将衣服的纽扣系上，最后整理一下衣物。整个穿衣的过程就完成了。

现在遗体所穿的衣服已经不再局限于传统"五领三腰"的寿衣，很多人更愿意让自己的亲人穿上生前自己最喜爱或者最适合身份的服装。穿衣的方式也随着服装的改变而发生一些变化。如：有的地方会将遗体整个翻转过来，然后将遗体套上；还有一些女性遗体会穿连衣裙或者婚纱之类的套衫等等。无论是什么形式的衣物，整形师都要按照亲属的要求为遗体穿戴妥帖，这是最基本的职业道德。

【温馨提示】

更衣过程是一个体力工作，需要操作人员互相配合。过程中需要同时使用身体的上肢、下肢、腰腹等肌肉群，如果发力不当，加上有些遗体体重较重，很有可能会造成各种类型的扭伤，所以操作过程中要学会借力，以减少腰部受力。

第四章
塑形与模型制作

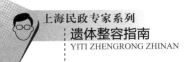
　　我总是会遇到一些新晋的整容师，他们迫切地想要了解关于塑形、制作模型、整形材料的制作以及化妆研究方面最新的知识。毕竟职业竞争在任何时候都是存在的，要想成为一名优秀的整容师，你就要比别人掌握更多、更全面的知识。每一次整容都会遇到难题，要精心地设计好每一阶段的流程，严格按照程序操作，即便失败也不能气馁。要记住遗体整容技术是在一次次的颠覆和否定中诞生的，这需要凝结众人的智慧。

第一节　遗体塑形

遗体塑形是以人体雕塑为基础的一种形体塑造技艺，其表现手法注重的是写实性。通过雕、刻、塑三种创制方法，将遗体上缺损部位的组织以技艺手法进行复原与再造，从而达到整形的目的。在遗体整形中，经常会使用塑形方式来修复的部位主要有头面部和双手，下面我们就围绕着这些着重介绍。

一、塑形前准备

对于塑形制作感兴趣的你，应该认真地读完这部分的内容。因为这些方法能够让一个缺乏经验的人制作出令人惊艳的作品，绝对值得一看。在完全投入前，我们需要做好充分的准备工作。首先，需要制定一个制作的进展计划，这样会让你始终处于非常自信的工作状态中。其次，确认所有的操作工具和材料都已经准备妥当，让它们都能够在你视线范围之内，并且是触手可及的，这样才不会因为中途找东西而打乱了工作节奏，同时也能够保持最佳的工作效率。另外，也可以考虑播放一些喜欢的音乐，美妙的旋律总是可以帮助你处于良好的工作状态。

1．塑形材料

这些材料并不一定都需要准备，但如果可能的话对它们的性能应该有所掌握，这样能够让你熟练地对塑形材料作出选择。遗体塑形中，我们在制作基础模型时通常会选择用泥塑的方法来完成。塑形造型泥，手捏成型，易于操作，按其属性可分为水性泥和油性泥。塑形中常用的造型泥有目结土、软油泥和硬油泥。

（1）目结土

目结土是一种水性的塑形泥，质地细腻，自然风干，不龟裂；呈灰色状，黏性强，无杂质，易洗光，细度达到 1 000 目以上，是专业的塑形用泥土。

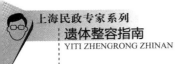
特点：

① 无须加工、直接使用，可精雕细琢，适合用于原型设计。

② 热胀冷缩，不易开裂，爽手易操作。

③ 均采用原矿石生产，无化工制剂添加，安全环保，反复使用性质不变，价格低廉、经济实惠。

使用目结土进行造型时如果感觉泥料较硬不方便制作，可用钢丝、小刀等锋利工具把泥块拉割成小薄片，加水揉至手感舒适为止；塑形过程中表面常喷雾进行保湿；停放当中需用薄膜袋包裹，以减少水分散失而影响进一步操作。

（2）软油泥

软油泥，常温下就是软的（不能变硬），用手即可揉形。用于脸部器官的塑形，适合初学者。两片胶合可以像普通橡皮泥一样揉，操作方便，比一般的泥质地细腻、油性好，可循环使用，久置不变质。

特点：

① 脸部器官从粗模到精细，需要反复雕琢，使用软油泥模型做好后不会变硬，方便修改和循环再用。

② 由于软油泥材质是软的，脸部器官塑形完成后不易进行较大的移动，碰撞容易受伤，也不能进行翻模、筑模，压力容易使底模变形。

油泥本身的软硬度是根据同类型产品对比而得出的，因为每个人对软硬的接受程度不同，所以对于具体操作人员来讲可能偏硬或偏软。若是感觉油泥偏硬，可以适当加热软化。

（3）硬油泥

硬油泥，在硬度上有硬和中硬之分，用于肢体五官精雕，可塑性强。常用的中硬油泥，冬季常温下硬度 78 ℃，夏季常温下硬度 69 ℃，软化温度为 66 ℃，不含硫。中硬和硬油泥都需要加温软化后才可以操作，冷却后恢复原有硬度，可隔热水泡或烘箱烤软等方法加温。

特点：

① 常温下质地坚硬细致，可精雕细琢，适合需要翻制模型的基础底模制作。

② 对温度敏感，微温（60 ℃以上）可软化塑形或修补。

③ 不沾手、不收缩，比目结土干净，塑形度高，是肢体和面部五官塑形的好材料。

【温馨提示】软油泥常温下可以轻易掰弯，中硬油泥常温下用力可以掰弯，硬油泥则不容易掰弯，中硬和硬油泥两者可以混合使用。硬油泥适合做较小的局部或精细雕刻，细节部分不容易变形，冷却后恢复原有的硬度。中硬油泥适合于肢体或脸部大形的塑形，捏型、刮削油泥比较容易，冷却后恢复原有硬度。

2. 塑形工具

对于遗体整容化妆师来说，使用泥塑方法进行塑形最好的工具始终是我们的双手。手的灵敏度是任何工具都没有办法比拟的，特别是在一些曲面造型中对于材料细节的刻画。然而，有时候在一些特殊情况下，我们也需要使用不同的工具，例如面部纹理的刻画、耳蜗内部结构等等。对于初学者来说，常用的泥塑工具基本分为以下几种：

（1）塑形台

塑形台用于支撑、固定塑形，根据操作需求台面可旋转，可固定，可升降，提高灵活度，同时减轻操作者的劳动负荷。

（2）泥塑固定支架

泥塑固定支架可用来固定骨架、支撑油泥，由多种粗细 / 长短的管件组成，通过管件和转接件的不同组合，可搭建出 5—50 cm 多种不同高度的支架。

（3）骨架支撑金属线

用于制作四肢或脸部的支撑骨架。可用 2—4 股金属线绕成型，制作小臂、手指等骨架，也可以缠绕在底座支架上制作面部的支撑骨架。同时可以配合锡箔纸和医用胶布使用，增加体积，减轻重量。

（4）塑形转盘

磨具制作的转动工具，可以使模型灵活旋转，方便操作，可根据模型大小选择适合规格。不要小看其作用，模型制作过程需要不断地观察调整，360° 旋转可以让操作者更好地观察模型，提高相似度，还可以

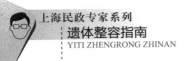

减轻工作强度。

（5）压泥器

使用压泥器可以将零碎的泥压成薄片状，方便使用。通过调整旋钮来调整所需泥片厚度。压泥可采用手摇式，也可接电机进行自动压泥。

（6）木棒和橡皮锤

这是塑形堆泥的必要工具。橡皮锤的作用是用来稳固泥巴，并让中间更加紧密，而木棒和橡皮锤的功能基本是一样的，同时木棒还可以作为擀泥杖使用，常见的规格分为大、中、小三个型号，初学者使用最小的型号就可以了。

（7）泥塑刮刀

泥塑刮刀材质有全不锈钢的，也有木质刀身配不修钢刀头的；刀头部形状有圆形、椭圆形、倒三角形、锯齿型等，刀尾部一头呈双口尖刀形或单口尖刀形；用来加减泥、塑造型。部分较大的泥塑刮刀刀头和手柄采用泥质材料封装。若是泥塑材料太硬则需要软化后操作，否则容易损坏刮刀。刀头如果脱落，可以使用502胶水或者热熔胶进行粘接和封堵。

（8）切泥刀

切泥刀一般可以用圆钢打制，常见的有两种类型：不锈钢刮片和两端造型的切泥刀。两端造型的切泥刀既有两端呈三角形斜口的，也有一端是平的、一端是三角形斜口。端口也可以改造成锯齿的形状用作括塑。

（9）压塑刀

压塑刀的形状有斜三角形、柳叶形、卵叶形和箭镞形，而有的边缘为锯齿状。塑形过程中的压光压实以及表面形体处理都会用到压塑刀，材质有木质的，也有不锈钢的。木质刀头的保养也有一定的讲究，用一点食用油涂抹刀头可以让木刀的质地更加光滑、结实。

（10）勾状刀

这种刀具用在其他刀具不易触及到的形体部分，做凹面和勾线用。

这些塑形工具多以套装形式出售，遗体整容化妆师们可以根据自己的实际需求进行选购，配以量具进行塑形操作。

（11）各种头像模具

按照人体 1∶1 的尺寸，准备儿童、青年、老年人不同的头部模型。模型可以是石膏，也可以是木质。

【温馨提示】

建议在购买工具的时候，尽量选择自己财力所及的最好的工具。工具质量的好坏对操作有很大影响，同时频繁地更换工具也会影响手感。找到最适合自己的工具，会让你充分体会到塑形的乐趣。

二、面部五官制作

塑形是一个循序渐进的过程，我们可以从面部的五官开始尝试，逐个去掌握它们的结构。下面我们通过分解的方式，由易到难学习，慢慢掌握五官塑形的技法。

1. 眼睛的塑形

首先，我们将雕塑泥加工成一块 8 cm×6 cm×4 cm 的长方体。找到长方体表面的中心点，然后沿中心点挖一个直径为 3.2 cm 的圆形，然后制作一个直径相同的泥球放在其中，泥球一半露在平面上，但注意不要用手去压，否则容易使圆形泥球变形，在泥球的周围可用一些碎泥的颗粒将其固定。制作两个略小的泥球，放在泥球的左右两侧，代替眼睛的内外眼角。

接下来，搓两个厚度为 3 mm 半月形的泥片，分别贴在泥球的上下表面上。用压泥棒慢慢压实，用来制作上下眼睑。注意眼裂的位置要在球形表面水平中线略偏下一点，而且上眼睑要略微高于下眼睑，这样才会感觉自然。通常我们制作的眼睛都是闭合的，所以上下眼睑的眼裂只是一条缝隙。

做完这些之后，可以在眼球的上方和侧面加上眉弓和鼻梁。眉弓的高度与眼球的高度保持相同，这是亚洲人比较普遍的特色。然后在眼睑与眉弓之间的结合处有一个比较明显的凹陷，可以用球形的压泥棒来处理。注意这些曲线横向、纵向的变化，这个时候可能需要运用到透视原

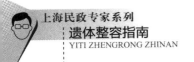

理，始终都是围绕着眼球展开。在眉弓、鼻梁与眼球的结合处是眼窝，我们可以用拇指的指肚轻轻压出理想的形状。按出眼窝后再慢慢按摩使其更深和更柔顺。从眼窝开始沿着眼球凸起至眼尾，用指肚可以抹出一条完美的曲线。你可以反复这样操作，但要保留眼睑最少有 3 mm 的厚度，以便后期的褶皱和纹理的处理。

下眼睑和上眼睑的表现方式略微有一些不同。老年人的眼袋会比较明显，而年轻人会更加平顺，所以我们必须根据实际的参考照片来制作。如果需要制作眼袋，我们可以在眼球下方，先加上厚度为 3 mm 的泥条，用压泥棒把接缝的地方处理好，用指肚抹顺，让线条更加柔顺。

亚洲人的内眼角有一个蒙古褶，这也是一个比较鲜明的特点，特别是老年人会更加明显。而外眼角则可以看到下眼睑与上眼睑的交汇处，下眼睑是被上眼睑覆盖着的。我们可以使用一些微型雕刻工具去制作这些效果。

2. 鼻子的塑形

鼻子是面部中央最突出的部位，也是最明显的器官。每个人的鼻子大小形状各异，鼻孔与鼻腔的大小，鼻头的形状以及鼻梁的高度和角度都不尽相同。如果你只是从结构上去解析的话，那制作出来仅仅是一个具有鼻子外形的模型而已。它并不专属于哪个人，也没有办法与制作的目标更接近。

制作鼻子的时候，我们会使用同样的方法，将雕塑泥加工成一个 8 cm×6 cm×4 cm 的长方体。然后在长方体的表面沿较长的面画一条中分线，在中分线中间位置加上一个"T"字形的泥条（宽度为 2.5 cm，高度为 2.5 cm）。

在"T"字结合处，用拇指压出一个凹陷，并向两侧延展与平面形成一个坡度，沿着所制作的鼻根两侧可适当地将两侧平面下压形成眼窝，这样会使立体感更强。然后是沿着鼻根至鼻头进行修整，使它形成鼻梁的坡度，在鼻梁两侧修整出侧面坡度。

鼻头从正面看的话，两侧鼻翼与鼻中隔会形成一个 120° 左右的夹角，而从底部看，鼻底是一个正三角形。鼻头到鼻翼呈波浪形的起伏，我们可以将鼻头和鼻底的形状先调整好，注意鼻头和鼻翼，可以把它们想象成三个球体，这样能够更好地帮助你理解它们的关系。如果你觉得压棒操作不是很方便的话，也可以用你的手指让曲面变得更加柔和。

鼻孔是两个不规则椭圆形，最高点有时候靠近鼻中隔，也可能更靠近鼻翼，所以经过细致的观察后，可以用挖勺从鼻中隔开始慢慢地向两边挖，这个感觉有点像抠鼻屎一样。但千万不能着急，因为在鼻孔内部进行雕塑完全是凭借经验和感觉，尽可能不要破坏外面已经修整好的结构。

其实鼻子塑形中，最难的部分都是集中在鼻头的处理，在鼻翼两侧连接鼻唇沟的地方基本上是手指很难接触到的面，只能使用一些小工具。鼻头的曲面起伏是自然连续性的，不能出现硬性的转折。

3. 耳朵的塑形

耳朵好像是五官中结构最复杂的，刚接触塑形的人会觉得比较难以掌控，那你就大错特错了。耳朵的结构基本上用三个字母就可以表现出来，即"O""Y""C"。一旦你掌握了它们的结构，想要制作出逼真的耳朵，那就是轻而易举的事情了。耳朵的制作方法分为两种，一种是增材制作，一种减材制作。我们在练习的时候，建议大家还是利用减材制作的方法。

准备一块 8 cm×4 cm×4 cm 的长方体泥块。沿长端削出一个斜面，从侧面观呈现出一个梯形。很多人不理解为什么要这样做，其实我们的耳朵与头部是呈现 30° 左右的夹角。所以切削出的斜面夹角也应该是 30° 左右。

这一切都准备好以后，我们就开始制作了。首先，在斜面上画两条垂直线，较长的直线应该位于 1/3 处，两条直线交叉的点就是耳孔的位置。然后，用小号的挖勺在交点位置向深处挖泥，深度大约是 1.5—2.5 cm，很快我们就能看到字母"O"的形状出现了。

以上的部分我相信你们很快就能够完成。接下来沿着挖孔用雕塑刀画出一个变形的"Y"，是所要制作耳朵的对耳轮，然后在外面再画一个"C"，是所要制作耳朵的外耳轮。确定这些位置关系后，我们又可

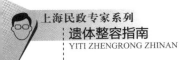
以开始继续"挖掘"了。

我们首先去除"Y"字分叉内的部分，如果你想偷懒，完全可以用一个小号的不锈钢汤勺来完成，这样你就可以很快地看到效果了。然后，是"Y"与"C"中间的部分，在去除这部分后可以用竹制的工具将表面压平，因为雕塑泥不容易黏附在竹制工具上。注意要保留前面画出的字母"Y"和"C"，因为它们是耳朵凸起的部分。

根据实际参考的目标进行修整，将耳垂曲面做出来，与耳轮对接上，让它们看上去是自然的。最后是耳屏，当你开始做到这一步的时候，我相信你对自己的作品一定是非常地有信心。

4. 嘴的塑形

嘴在面部上处于比较低的位置，而且看上去结构比较简单。你会很容易就把自己的注意力吸引到两片嘴唇上，而忽略了其他。就像耳朵一样，嘴的结构很简单，但由于嘴用于语言的表达、咀嚼食物等，所以嘴周围的肌肉非常发达。而肌肉变化所形成的曲面分布在嘴唇周围，容易让人忽略它的结构表现，也是初学者经常会犯的错误。

常用的做法是，在下巴上通过画线的方式先确定嘴的位置，然后加工两条粗一点的泥条，并排放在一起放在嘴的位置上，按照嘴的宽度将两端用拇指压紧。乍看上去就好像两条"香肠"一样，你可能会觉得很搞笑，但这是最可行的方法。

"香肠"中间的缝隙就是口裂，暂时可以不用去管，先将泥条与周围压出一个坡度出来。留出上唇上方人中的位置，还有下唇下方唇下方肌与颏唇沟的位置。如果你对这些位置感觉不是很鲜明，可以把它们做得立体一点，等位置和感觉对了，再用手指将它们变得柔顺一点。

上唇的唇突是嘴唇最凸起的部位，有的人可能没有那么明显，但一定会有的。嘴唇比较圆润，而且口裂的缝隙也比较小，不适合用较大的工具或是手指直接操作。我们可以借助工具慢慢地修正出造型，但要注意一定要保持嘴唇的弧面与面颊的弧面是一致的，这里可能会用到一些透视的技巧。做完这些后，将一张薄膜放置在嘴唇上，用针尖在薄膜上画出唇纹，这样感觉会更加逼真，要记住唇纹与嘴唇始终都保持着垂直的角度。

下巴是嘴部塑形表现的一部分，很多人都会忽视它的存在。它与唇下方肌、颏唇沟组成整个下巴的曲面，起伏比较频繁。想要把握好下巴的结构，最好是做出它的几何面，然后再用手指慢慢地过渡。

面部五官在美学和解剖学上有特定的比例关系，但每个人脸部特征和五官细节又都是完全不一样的，所谓"千人千面"。虽然人体是复杂的个体，但从外表上看又是简单的，处处体现着完整、对称与和谐。遗体整容中的局部器官塑形复原首先需要考虑五官完整性和对称性，所以遗体整容化妆师需要仔细观察逝者保留完好的部分器官，确定结构位置的对称性，然后刻画细节特征，在此基础上还原逝者的面容才能更和谐、更真实、更自然。

三、面部塑形制作技巧

用塑形泥来制作头像塑形的方法有很多。对于初学者来说，我会建议他们使用一个具有基本五官特征的头像模具来进行面部塑形练习。这样他们就非常容易上手，在很短的时间里就能够对局部器官进行精心的雕琢，不需要陷于透视关系、比例结构的困扰。而之后可以循序渐进地使用头骨模型，对面部的几何结构和肌肉线条进一步熟悉。最后，则是运用模型成型的方法，自己动手通过铅丝和旧报纸等制作头像的内部模具，在外面加上雕塑泥进行刻画。这样的练习方式，与常规的雕塑技法相比，训练周期短，见效速度快，注重视觉观察和技法手感，是新手训练最有效的速成方式。

1. 底模成型

在模具的面部进行塑形是一种非常实用的技巧。日常工作中我们经常会遇到这样的情况，特别是针对一些遗体因火灾死亡面部损毁比较严重的时候。让我们一起跟随下面的步骤一步一步学起来：

将一个具有面部五官的头像模型放在塑形架上，然后，把参考的照片放大到与模型大小一致的尺寸，将照片与模型反复对照比对，熟悉两张脸的特征和细节，这是一个比较难的步骤，需要耐心地观察。可以在

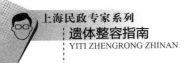
头像模型上直接用笔画出面部的一些比较明显的线条纹理和肌肉结构作为底稿，并且要根据解剖知识，记住皮肤皱纹和肌肉拉伸的方向和形状结构。

把参考照片放在模型的边上，便于我们随时观察。然后，在头像模型画线的地方粘上雕塑泥，雕塑泥按照线条的走向可条状或点状分布，这是人像塑形的草稿阶段，在这个过程中同时要对人像结构进一步深入熟悉，速度不宜过快，主要抓住人物的肌肉走向和纹理结构的特征逐步调整。如果你还不是很熟悉的话，可以将面部按区域左右对称地粘上雕塑泥，但要保持高度相同。

完成上泥的过程后，可以使用一些工具，将小泥块慢慢压紧，并将泥块之间留下的缝隙填平。然后再次加泥，但必须沿着肌肉线条及纹理特征。你也可以运用小工具在泥块上重新画线，这样会更加清晰。在这个过程中，你不必在意那些表面的凹凸不平，因为我们只需要堆出大概的形状。

此时，大部分的面部都已经被雕塑泥所覆盖了，我们可以使用一些工具对面部的细节进行刻画，如眼睛、鼻子、嘴巴、额头等的一些纹理，特别是能够表现面部特征的肌肉和褶皱。将原本生硬的线条弄得柔软一些，让它整体的协调性更加明显。在调整这些细节的时候，我们需要从不同的角度去观察，面部的对称性和特征点是否被表现出来。

使用带有齿状的雕塑刀，在模型粗糙的表面画一些交叉线，这样可以更容易帮助你找出存在于架构细节的问题，这一方法绝对有效。不用在意那些划痕，当它们布满整个模型的时候，你会感觉到非常统一。剩下的就是在细节上补充一些泥块进行微调，我相信你很快就能够找到感觉。

2. 皮肤纹理制作

大致面部的形体塑造完成后，就要开始深入地对细节进行刻画了。在此之前必须要重复强调一件事情：面部的肌肉最不稳定，所以开始前尽可能多找一些人像照片放在旁边作为参考；同时，尽可能通过照片的对比去确定一些褶皱和结构的形态，这样制作的人像会更接近目标。计算 12 项头面部指数，通过大量采集实际测量数据来印证年龄与容貌之间的变化规律。研究发现，人的头发厚薄、头侧皮下脂肪厚度对头宽度有一定影响。随着年龄的增长，成人的头、额、面的宽度都在缩小，尤其到了老年，面部五官都会有不同程度的变化。因为头发明显稀疏，头侧皮下脂肪减少，所以头会变得狭长些，额头会变低，头围值也随之下降。面宽值的缩小，与颧弓处软组织厚度下降也有一定关系。其次，人的颏下脂肪组织会变厚，从而使面部拉长；嘴唇厚度明显变薄，而嘴部的宽度则进一步变宽。两眼之间的间距也会不同程度地变小，这其中"蒙古褶"的变化对眼睛有较大的影响。

表 4.1　遗体体位变化产生面部变形参考数据

（单位：mm）

项　　目	内眼角	嘴　唇		耳　朵		身高
		厚度	宽度	长	宽	男 / 女
20—39（岁）		9.1	50.1	62	30.5	1 682.6
		9.4	47.8	57.9	29.0	1 565.6
40—59（岁）	−1.0	−1.5	＋2.1	＋5.1	＋1.6	−62.3
	−0.6	−2.1	＋2.0	＋6.5	＋2.8	−54.2
60 岁以上		7.6	52.2	67.1	32.1	1 620.3
		7.3	49.8	64.4	31.8	1 511.4

（数据来源：《人体测量方法》）

在进行细节塑造时，使用塑料棕毛刷将面部的泥块打毛，以便于观察细节部分，特别是鼻翼两侧或者内眼角的凹陷处，又或者是额头大块面积。尽可能地使用工具，因为这样更便捷，也容易形成错落无序的纹理效果。

皮肤的纹理和结构是错综复杂的，每一条褶皱都是面部表情肌折叠过的痕迹。你可以先从比较明显的褶皱开始，如法令纹、鱼尾纹、抬头纹等。将这些特征鲜明的纹理确定后，逐步开始处理它们之间的区块。

要随时注意雕塑泥的软硬程度，过软或者过硬都会给你的操作过程带来烦恼。可以使用一些常用的模具制冷剂，让泥塑表面迅速冷却下来，也可以用热风机让其软化。这要根据你的需求来决定。

老年人眼睛周围的纹理非常细微复杂，可以用钢丝刷按照照片的样式制作，但在此之前要先刷一层爽身粉，因为这样当你用钢丝刷时，雕塑泥的小颗粒就不会粘在模型的表面到处都是了。爽身粉与钢丝刷要紧密配合，不断地反复操作，你会发现白色粉末会镶嵌在那些被你制造出的纹理中，非常清晰。

皮肤上的毛孔，有一种非常不错的方法可以介绍给大家。在橘子皮上涂抹一些调制好的石膏，等石膏干透了，就可以在模型上像盖印章一样，非常方便地制作出毛孔的效果。但要注意的是，我们面部的毛孔不都是均匀分布的，有一些部位的毛孔会比较深，有的就会比较浅，有时候针对一些特别凹陷的位置还是需要借助工具来手工处理，这样最后的效果才会比较自然。

我没有办法告诉你什么时候才算是完成，对于这些细节的刻画完全是靠你自己的感觉、靠你对人像作品的认识以及你对工作的要求。

四、完整头像塑形

头像塑形的方法有很多，这里将介绍的是我们最常用的模具成型的制作方法。与面部塑形不同的是，完整头部塑形的工作量更大。在遗体整容中需运用完整头部塑形方式时，说明遗体头部损伤的程度一定非常严重，可能头部组织已经完全没有了。运用整体的头部塑形是为了能够通过翻制模型的方式获取一个完整的头部，再移植到遗体损伤的部位。虽然这样做的工作量会很大，但从整体性上而言会让视觉效果更好。

模具成型法一种非常实用的操作方法，大部分的准备工作，在我们平时的工作中就可以完成。模具其实可以看作是人体的骨架，有了它，雕塑泥就好像是肌肉一样有了组合的形状。在制作完整头像时模具是非常有用的，因为仅仅依靠细长的支架来固定整个头部会有很多问题，而使用模具会让你的工作效率大大的提升。下面我们就来了解一下这些操作步骤。

1. 制作一个完整的头像是一个"大工程"，所以我们要做好充分的准备工作

把工作台整理干净，将所需要使用的工具都准备好，最重要的是要有个具有五官轮廓的头部模型，如果事先没有准备，也没有关系，可以现场制作一个。可以在铁质支架上钻几个孔，将铁丝穿过孔围绕支架制作一个大致的轮廓，然后用废旧的报纸或毛巾等将铁丝中空的地方填满，在最外面继续用报纸进行包裹。如果有纱布或者绷带就更好了。记住一定要将头像模具在支架上固定好，而且模型的尺寸一定要小于所要塑形人像的尺寸。你也可以购买现成的头骨模型，固定在支架上，这样会更加方便。这两种方式我都建议你尝试一下。

2. 将包裹好的模型放在转盘上，这样更加方便观察

将雕塑泥加工成片状（7.5 cm×15 cm×2 cm），从模型的底部开始一层一层地包裹起来，让人像看起来更加稳固。在包裹头部的时候，要从正面的下巴开始，一边上泥一边调整外形。然后是整个面部，最后是头顶及后脑部分。在这个过程中，最关键的是雕塑泥一定要按压紧实。

3. 完成上述的过程后，开始用敲棒一边将雕塑泥敲实，一边慢慢地调整头部形状

建议在表面画一些定位线，如头部的中分线，或者面部的参考线。最关键的是要将参考的照片放在塑像的近处，便于随时参考。

4. 具体型的塑造

慢慢地把人物的基本脸型和大的解剖关系塑造出来。可以用手直接塑造，也可以借由工具来实现。一般情况下，会尽量用手，这样可以保持对塑形的脸部特征的敏感度。再用小压泥刀稍加整理，切除塑错的地方，再用手塑造，反复几次直到整体效果理想。（这时千万不要进行细部刻画，否则容易失去整体）

5. 检查整体效果

用小竹刷把整个塑形交叉轻刷一遍，这样可以帮助我们更加整体地观察塑形，找出错误所在。如果有错误，及时弥补。如体积有误，可以边刷边加泥。

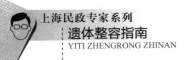
6. 塑细节

用小刮刀从眼部开始刮出人头部的主要皱纹，然后拿一块塑料膜边轻扶头部各低点，包括两片嘴唇及牙齿，使它们光洁真实，边用泥塑刀作局部的初步深入塑造。

7. 处理表面细小颗粒

用热风机进行表面加热，一直到塑形表面细颗粒接近熔化，塑形局部出现反光为止。用塑料膜包住塑形，然后用牙刷沿着皱纹的方向用力刷，尽可能地把残留细小颗粒压到塑形里去。

8. 最后调整

可以反复前面的步骤，直到达到理想效果。

【小提示】

在遗体整容的实际操作中，不论整体面容的塑形制作还是局部五官的塑形制作，都需要考虑逝者残留的身体组织，如果残留组织为阳面，则磨具的背面应为残留面的阴面，阴面与阳面完全贴合，才能无缝对接。

五、手部的塑形

在遗体整容中，手部的塑形虽然不是经常会使用到，但对整容师而言，这也是必须学习的部分。

手部塑形中，你可以使用 5 根较粗的铁丝，然后将这些铁丝固定在一起，前端分叉的地方代表 5 根手指，可以用铁丝钳按照手指的长短进行修剪，并且事先制作成你想要的形状。然后在铁丝的表面涂上一层乳胶漆，用纱布将铁丝从手指到手腕的部分都包裹起来。放置一段时间后彻底干透就可以使用了。

将制作好的支架放置在雕塑转盘上，然后从底部开始上雕塑泥。你可以使用灰油泥，它的硬度是最合适的，既能够塑造形状，又具有一定硬度。把灰油泥加工成片状，从手腕的部分开始包裹，尽量不要让雕塑泥中间留有空气，要让它们都非常紧实。在这个环节中不用在意细节，只要注意整体的外观是否能够达到你的要求。

　　完成以上部分后，用铁耙将雕塑泥表面耙一遍，能够感觉到那些高低不平的起伏曲面的存在，尽量把它们弄得平整一点，发现缺少的部分也可以加上一点，让它的完整性更强。

　　在模型的表面，用雕塑刀按照比例开始划分结构，如手指与手掌的比例为 1∶1。如果你有手部的照片可以参照的话，精确度会更高。然后就是像头像的塑形一样，开始刻画细节以及表面的纹理。

　　人体塑形是遗体整容中非常重要的技术方式，同时对于后期的模型翻制和材料运用起到了决定性的作用。

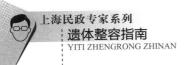

第二节　翻模工具与材料

塑形是遗体整容的方法之一，复原肢体残缺部分的形体效果非常好。但由于塑形油泥的质感和色彩与人体皮肤的质感和色彩差异性比较大，从而在外观上无法像皮肤那样具有逼真的质感。而且将化妆品直接使用在雕塑泥上，色彩无法融入材质，容易浮于表面，不是一个最好的选择。在条件允许的情况下，还是建议大家能够做至少一次的翻模，选择更接近肤质的人体硅胶、合成乳胶或者天然橡胶等来替代原有的材质，效果会更理想。

一、翻模工具

下面提供一份比较全面的工具清单，每次操作时你可以根据其性能和使用方法，选择性地使用一部分。

表 4.2　遗体整容翻模工具材料清单

低膨胀石膏	藻朊酸盐
2—5 cm 宽平板木刷	1 cm 厚泡沫芯板
大麻纤维	各种大小容器
钻机，12 cm 或 19 cm 的钻头	防火板或纤维板 ×2
调色刀	切黏土用的刀
聚乙烯板（罩单）	粗砂纸
松织粗麻布	凡士林
玻璃纤维板、布和纸巾	石膏绷带
记号笔或马克笔	软刷
不同长度的木条（约 15—20 cm）	剪刀
保鲜膜	木搓或砂纸
搅色用木条	2 把大平嘴螺丝刀
护目镜	美工刀
乳胶手套、乙烯基手套或丁腈手套	绿香酊
各种模具榫眼	各类塑形工具

二、拓模材料

翻制模型的材质有很多，主要分为两大类。第一类是硬性材料，如石膏，化学式为 $CaSO_4 \cdot 2H_2O$，根据原料、硬度级别和凝固时间又分为若干种；第二类是有弹性的弹性材质，如热塑性、可塑性的印模和非可塑性的藻朊酸盐。不同的材质，特性和使用方法都截然不同，应用在不同的模具上所产生的效果也是千差万别，每一种材料都有其特殊的用途和最适合的应用目的。没有一种材料能够替代各种方法的组合应用，实践中需要根据目的、工序、流程来选择适合的材料。

1. 硬性拓模材料

硬性和制成非弹性块模或模型的材料包括各种石膏材质等，主要用于阴模制作为主，少部分需要长久保存的阳模也会使用到。尽管硬性的翻模材料品种很多，但在实践操作中我们通常会选择和使用到的也只有为数不多的几种易于操作和适合化妆的材料。下面介绍 4 种常用的硬性拓模材料：

（1）低硬度石膏

主要原料为 β 模型石膏粉，这是在急需快速制模和定型时所使用到的速凝固材料（从液态到固态仅需 3—4 min），是最脆的一种硬性材料。一般我们对模型的强度要求较高，因此较少选择这种材质。

调和时，在冷水中加入低硬度石膏，因为这种材料凝固太快，不能一次调和太多。稀的混合体比稠的混合体凝固时间要慢些，但是抗张强度会减弱。要不断地往水中加石膏，直到与水面齐平。随后立即用刮铲调和，直到形成均匀的乳液状。一般来说，用水调和需要花 10—15 s，因此在凝固之前约有 2 min 时间可以在原模上翻制模型。

低硬度石膏可用于制作器官，如鼻子、耳朵、眼窝或手指等小型拓模部件，以及用于修补快速和无强度要求的塑形石膏模型。由于极易破损，因此模型材料会有很大的耗费，所以使用低硬度石膏制作时需要多储备一些备用。

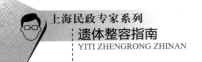
【温馨提示】

低硬度石膏具有一定的吸水性，材料保存要注意干燥和密封。

（2）塑形石膏

塑形石膏是一种约 20—30 min 内凝固的白色材料，是制作普通模型所使用的标准型石膏。但不适用于拓模模型或需要热处理的模型。因为其具有很好的吸水性，最适用于涂凝胶乳模型。

（3）低膨胀石膏

比塑型石膏硬得多的是低膨胀石膏，可以用作压模，或需加热硫化做海绵的模型。尽管品种繁多，但我们常用的就是 A-11 和 B-11 两种凝固等级。建议用在需要极其准确和特殊硬度表面的地方，因为这种材料的硬度和强度胜于上述两种材料。还有膨胀率最低的石膏泥，但是凝固时间极慢，具有足够的可塑性，是灌注模型的理想材料。干燥后呈灰色，因此块模和模型与用石膏所制作的有明显区别。

（4）高硬度齿科石膏

这是最硬的塑型材料之一，一定程度上要比其他坚硬的石膏材料结实。吸水性低，因此不适用于涂胶乳模型。凝固时间大约 30 min，大多数时候是将这种材料用于制作泡沫胶乳或氨基甲酸酯模型。石膏材质在硬化过程中都会发烫，需要注意对翻制模型的保护和模型模块的设计。

石膏的调和程序基本相似，模型的强度、硬度和密度取决于调和时的用水量。在各种混合中，稀薄的混合体要比稠厚的凝固时间慢。制作局部五官数量不多时可以放在弹性橡皮碗或塑料碗内进行调和，用量较多的混合体可在厨用聚乙烯盥洗盘内（可在大多数商店和网店的厨房用品区域买到）调和。

在调和之前，一定要先将塑形石膏材料表面搅松，保持不会结块。随后在容器内加入适量的水。用量与水的多少只能根据经验来判断，只要记住石膏材料并不贵，一次在浇注时宜多不宜少。可用较大的汤匙或长勺每次一点点地浇灌。正确的调和方法，应该不断地往水中加入石膏，直到干的部分完全被水覆盖，随后不要搅动该混合体，让其浸泡约 2 min，材料表面会呈现干涸的河床状。此时用汤匙或无弹性刮铲调和，直到形成浆状混合体。随后可以立即配用。如果想制作往模型中浇注涂成的薄混合体，可以在水中少放些石膏，立即调和并去除结块。这需要在碗内用力刮调才能获得光滑和可用的混合体。

想进一步提高石膏在模型制作中的强度，通常可以使用湿麻绳纤维、粗麻布、金属条，或者可以直接添加丙烯酸胶乳水泥坚硬剂等。值得一提的是，这些增强剂用于需要烘烤的模型时可提高其寿命，而用于受压模型时可防止破裂，而且，模型越厚重越厚实。一般来说只要自己认为哪一种效果最好就可以确定哪一种方法。拓模材料可以用于翻制模型，通过在阴模中灌注生石膏形成复制阳模或原模。

2. 弹性拓模材料

早些年弹性拓模材料较少，以至于对于一些结构复杂的模型，需要通过分解模型结构的方式来实现，即便是如此效果也不是很理想。同时脱模的时候容易造成模型的损坏，为后期模型的修复增加许多不必要的工作量。

（1）藻朊酸盐

现在我们可以购买到多种叫作藻朊酸盐的拓模材料，其制备简单，使用方便，不需要加热，属于冷凝材料的一种，形成的凝胶体具有弹性和抗氧化性，是一种非常好的模型翻制材料。一般藻朊酸盐的凝固时间较短，让很多整容师对其又爱又恨，这对于一些大型肢体翻制在操作上会有一定的影响。因此如果遗体整容化妆师如果想要使用这种材料拓模的话，动作就需要快一些。

藻朊酸盐是一种无色、无味、极细腻、凝固时间较快的藻朊酸盐拓模材料。通常凝固时间为 4.5 ± 0.5 min，但是可以加入抗凝剂，使凝固时间延长至 16 min。这种材料一般需要在 25 ℃以下阴凉干燥的环境下保存，保质期在 2 年左右。在遗体整容修复中只有特殊整修修复才需要用到拓模，所以这种材料的储备不需要太多，根据实际需要备足即可。

不同品牌、不同类型的藻朊酸盐产品，凝固时间也会有所差别，置于 40 ℃温水中使用时可以加速胶凝，而在冷水中则可减慢胶凝速度，使用的水量超过 25% 时较容易搅拌。在胶凝过程中让凝胶藻朊酸盐在

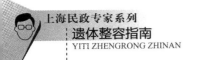
原膜复制部位上保留约 3 min，因为在该时间内可以增强材料的强度。

不论何种类型，使用方法大致相同。使用时，所有藻朊酸盐应在容器中摇匀，将粉末翻松，要确保均匀。用两个容器来称量，一个用于盛装水，另一个用于盛装粉末。快速凝固类的材料易受温度影响，温暖和潮湿会加速凝固时间，可以使用冰水来延长凝固时间。一般情况下，使用温度为 40 ℃—44 ℃，相对湿度为 40%—60%，因此使用宽容度比较大。所有等级的藻朊酸盐的粉水配比方法都基本相同，在一小瓶水内加入两勺粉末，即在 25 mL 的水中加入 10 g 粉末。

混合时，称量出所需水量，倒入混合碗，再加入粉末。立即用刮铲调和约 30—45 s，随后立即转入要翻制的模型上。因为凝固时间较快，如果需要延长凝固时间，可以在其中添加抗凝剂。

这种材料能够经受深的刀切，使用时可以比印模薄得多。但是，大多数情况下还是要有母模支撑，用藻朊酸盐制作的拓模因为很快会干燥，因此必须立即制作正模。

（2）复制材料

复制材料与拓模材料不同。拓模材料通常用于从原始模型的或者具体对象上复制原始或原型模型，得到的是一个阴模；复制材料则是根据拓模材料复制的阴模浇注复制原始模型的阳模。硫化橡胶、硅橡胶、矽硅胶和聚氨基甲酸酯合成胶等一系列冷复合物都是极好的复制材料。

橡胶是一种总称，包含的种类很多，受热变软，遇冷变硬、发脆，不易成型，容易磨损，易溶于汽油等有机溶剂，分子内具有双键，易起加成反应，容易老化。硫化可改善橡胶对温度的敏感性和强度。硫原子能把橡胶分子连接起来，使线性结构变成网状结构以提高强度。按硫化条件可分为冷硫化、室温硫化和热硫化三类，其中室温硫化型（RTV）又分缩聚反应型和加成反应型。一般采用室温硫化液态复合硫化硅胶，根据成品配比不同所复制的模型其弹性、拉伸度和硬度也有所不同。一般分为两组配料和三组配料，两组配料凝固较快，效果较好。成型后具体硬度可用硬度计进行测试。橡胶制品多用在产业配件上，对比硅胶，橡胶燃烧有玄色烟雾，且有毒。现在我们一般不采用橡胶类材料。

（3）硅胶

硅胶别名硅酸凝胶，是一种高活性吸附材料，属非晶态物质。硅胶主要成分是二氧化硅，化学性质稳定。硅胶按其性质及组成可分为有机硅胶和无机硅胶两大类。无机硅胶是二氧化硅的缩合物，具有较强的化学稳定性，不溶于水和任何溶剂，无毒无味，除强碱、氢氟酸外不与任何物质发生反应。有机硅胶是指含有 Si—C 键、且至少有一个有机基是直接与硅原子相连的化合物，习惯上也常把那些通过氧、硫、氮等使有机基与硅原子相连接的化合物当作有机硅化合物。硅胶的化学组成和物理结构，决定了它具有许多其他同类材料难以取代的特点：吸附性能高、热稳定性好、化学性质稳定、有较高的机械强度等。也分为单组分或两组分，使用时需要添加硅胶固化剂，固化剂配比一般为 100∶2—100∶2.5。应尽量避免固化剂与皮肤和眼睛接触，密封储存在阴凉干燥的地方。

【温馨提示】

具体固化时间根据不同组分材料和配比略有不同。所有的这些复制弹性材料均没有很长的保存期限，因此需要随用随买，不要长期储存在库房内。

三、脱卸剂

脱卸剂也叫做分离剂、模型润滑剂或脱卸复合物，其作用是确保相同或不相同的两种材料在需要时能容易地相互分离。有些脱卸剂的用途比较广，而有些则只能用于某种特殊目的或材料。

除了防止粘连之外，脱卸剂还必须在模型表面提供连续性、非水溶性的光滑膜层。选用正确的封闭剂和脱卸剂组合可以防止石膏材料液体的湿气对模型气孔或人体毛发的渗透。理想的脱卸剂媒介应具备如下基本要求：

① 可以防止模型的粘连。

② 可以保护模型表面，使表面保持润滑。

③ 能轻易、均匀地涂敷成稀薄、连续性非水溶性膜层。

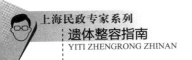

④ 对石膏表面或模型表面不会形成破坏作用。用途最广的脱卸剂之一是凡士林。在翻制过程中，凡士林可用于任何石膏材料与其他一切材料的分离，也可以在用硬性或弹性拓模材料翻制模型时涂刷在模型表面，还可以掺入 2% 的化妆卸妆剂制成较稀的混合体。化妆使用中可以选用多种类型的液体藻朊酸盐脱卸剂。这些是较稠液体，可涂刷在石膏模型上，干燥之后可以形成薄膜。

硅也是极好的脱卸剂，涂在任何石膏材料上用于分离塑形复合物的效果最好。可使用全浓度，也可掺入亚甲基氯化物或甲基乙基酮。

以上两种脱卸剂所使用的笔刷最好分开，这样使用之后能洗干净，无须每次都放入强溶剂内清洗。

另一种方便好用的脱卸剂是在热水中将香皂薄片溶解后制成饱和溶液。硬脂酸和香皂两种脱卸剂都可以涂刷在模型上，直到表面有光泽为止。

藻朊酸盐和油泥与石膏材料一起使用时不需要脱卸剂。但是如果油泥上涂有塑料头套材料，则可以在阳模表面涂上一层极其薄的硅涂层，这样浇注后，分离时头套不会粘连在阴模上。

四、密封剂

在进行拓模时，为了便于模型脱卸，我们需要对耳孔或鼻孔等孔道进行封闭处理。在模具制作过程中部分模具表面会形成气孔，在复制模型之前必须对模具表面的气孔进行封闭，以防止复制材料渗入气孔。

有一些密封剂是一种液体或者喷雾，它被有孔的表面吸收后可以达到防潮的作用，实际上是使表面不再具有可渗透性。对于有些材料来说，它既可以作为密封剂，又可以起到脱模剂的作用。当然并不是所有材料都需要密封剂，具体还需根据实际材料的情况进行分析。

第三节　模型翻制与铸模

　　遗体整形中对于模型的翻制，主要是为了使所制作出的效果具有更真实的皮肤质感。在众多备选材质中，硅胶是我们已知的与皮肤质感最接近的，所以本章主要讨论硅胶模具的制作方法。

一、硬模翻制

　　在模具中有"阳模"与"阴模"之分。模型凸出的部分为阳，凹陷的部分为阴。我们通过塑形的方式制作出的就是阳模。那如何获取阴模呢？这就要通过翻模来实现了。人体翻模虽然在技术难度上没有塑形那么强，但由于人体表面是一个比较复杂的立面体，想要获得一个好的模具，就需要结合材料分析、分离角度及模块组合等综合因素的考虑进行精致的设计。

　　我们用头部的阴模制作为例。人体的头部结构复杂，特别是颜面部分五官的位置，曲面起伏较大，甚至有的部位存在模型分离角太小等情况。所以在制作完整的头面部阴模时，要考虑选择用多模块组合的方式制作阴模。

1. 设计分界线

　　分界线就是两块模型分开的地方，我们在进行整个头部翻模时分界线的设计一般会放在耳朵侧面，即以一侧肩峰经耳至头顶到另一侧耳，再到肩峰。整个头部的模具是分为前、后两部分的对开模具，分界线将头部前后水平分割，也可以将分界线前移至发际线的位置，这样对于面部阴模的脱模角度更佳。因为我们使用的是硅胶软膜，所以必须保证面部的统一性，目的是为了脱模便捷，设计过多的面部模块会在硅胶模具表面留有分界线的痕迹，为后期的模型处理带来不便。设计好分界线的大致位置后，我们用记号笔在该处画上一条虚线作为标记。

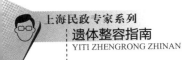

确定分型面时，我们需要考虑的因素：

① 分析阳模的结构特征，并在模具上进行虚线分解，分界线是模型闭合的基础导线。

② 考虑阴模的整体结构以及主要工作面。分型面越多，构成模具的零件就越多，则各种定位要素就会增加，使结构变得复杂，所以在保证模具成品质量要求的前提下，分型面数应尽可能少。

③ 分型面的结构、位置、形状及数量应有利于模具的排气，分型面常常置于模具的边角处。

④ 根据进料的方向以及材料的流动性来考虑浇注系统。不同材料的特性，以及温度、压力等流动性都有所不同，如：流动性差的材料要增大浇口尺寸，或采用多点浇口，并需要较大压力。

2. 构筑隔离墙

现在我们可以开始翻制模型了。把已经塑完形的头部模型平放在工作台上，使其面朝上，把灰油泥加工成 15 cm×15 cm×2.5 cm 的形状，再用调刀切一些宽度为 5 cm 的条状灰油泥备用，具体数量可以根据实际情况而定。将切下的泥条自耳上方 2 cm 处沿冠状线至头顶到另一侧耳上方为止，黏合在模型上，如果长度不够可以分两条。泥条与模型尽量成 90° 直角，表面尽可能平整，不要有按压后的膨胀曲面。同时要保持所构筑的泥墙与模型之间紧密贴合，不能留有空隙（至少肉眼是看不到缝隙）。然后可以用小刷子粘上水在上面轻轻地刷一遍，让表面看上去更加顺滑。

3. 榫口与挡板

模型分解好之后，开始制作模型，准备工作从安置垫泥和制作榫卯开始。榫卯是为了让两片或者更多的模具能够完美地吻合而采用的一种精确的配套手段，它包括榫头（凸）和榫眼（凹）两个部分。榫眼的制作可以是在阳模上钻出圆形，或者在模具的边墙上同等距离地放置某种形状的黏土或者其他替代物。

在黏土没有覆盖到的所有地方都要设置一层薄薄的垫泥（厚度约3 mm），如嘴部、眼部等。垫泥边缘应该结束在距离雕塑边缘 3—6 mm

的地方。

有榫眼的地方都需要把垫泥去掉，让榫眼露出来。垫泥的目的是，在翻模的时候，当两片模具被拴紧以后，能够有一点空间容纳里面多余的塑形材料，不管是明胶、泡沫橡胶还是硅胶。让垫泥与雕塑的边缘留一点距离还有一个重要的原因，即能够让最后的模型形成一条边缘线，这条线就是模具的阴面和阳模相接的地方。如果你的操作完美的话，边缘线会极其薄，使阴模和阳模相互重叠的时候连接得毫无痕迹。

4. 石膏浇筑

模型喷上一层密封剂后，在等待它慢慢干的过程中，你可以进行下一步，开始调制石膏。石膏是由硫化碳酸钙材料制成，其用途非常的广泛，在模型翻制中石膏是主要应用的材料。浇注模具的翻模方法有两种，一种是涂刷，另一种是浇注。后面一种方法是我们目前所能应用的最好的、最精确的方法，需要设计浇注系统、排气系统等，当然也需要花费更多的时间。对于局部复制来讲，涂刷比浇注更为适宜。

基本的塑型硅胶模型是用油泥雕塑完成后，使用石膏翻制的阴模。这里以鼻子为例。鼻子的塑形复原是遗体整容化妆师在工作中常常会碰到的，如鼻咽癌或者其他疾病造成的鼻子缺损的复原。通常这种情况可以先用油泥在面部进行塑形修复，然后再复制模型，或者先复制缺损部位，然后在复制好的缺损模型上进行修复。不论选择哪一种方法，制作的方式是一样的。

用油泥将鼻子雕刻修复完整，采用垂直的中心分解法，用记号笔做好分解记号。一般来讲，鼻子部位的皮肤是比较粗糙的，所以在雕塑鼻子的时候毛孔可以做得粗一些，因为在翻制阴模时，模型表面的细节会有一些损失。遗体整容化妆师要掌握好逝者的年龄、肤质、毛孔等表面细节的正确深度和程度。

鼻孔应用棉球堵住并盖上凡士林，避免阴模和阳模无法咬合，无法脱离，而破坏阳模，要留有足够的边缘才能有干净的鼻孔部位拓模，然后再给整个阳模涂上脱模剂或凡士林。

按照垫泥、榫卯、构筑黏土墙的方法步骤逐一操作，黏土墙高度大

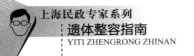
约为高出模型最高点 2 cm。

灌浆前再次检查阳模表面是否干净，注意不能有杂质或其他颗粒物，否则复制的阴模会有瑕疵。为了使阴模表面更加细腻，把空气排除干净，灌浆一般分 2—3 层，视模型情况而定，但至少也需要 2 层。

第一层，将石膏调配得稀一些，使石膏混合体呈液态。先涂料，用笔刷将调好的生石膏刷在围好黏土墙的模型表面，随后灌注塑型石膏混合体，覆盖整个雕塑及雕塑四周，确保表面均匀，不能有气泡。

第二层，剩余的混合体小心地搅拌一下，倒入油泥围墙壁腔，如果想加快石膏凝固的速度，也可以增加一点生石膏。最外层的材料可以再干一些，使石膏混合体变成糊状，进行浇注。

等待石膏凝固，凝固的过程会从发热到冷却。待石膏完全冷却后就可以拆除黏土墙，可以先拆除中间部分，然后按同样顺序完成另外一半的浇注。

【温馨提示】

任何模型或块模上需要再加入石膏时，在加入新石膏之前衔接处表面要用水完全湿透。新制作的阴模使用这种方法效果更好，因为与干燥的模型相比新模型中的水分较多，即使过一个晚上也没有问题。

5. 脱模分离

人的身体器官和面部是一个复杂的立体面，进行模型复制时需要用拓模材料完全地将原模型（局部器官或面部）包裹覆盖，原模周围的空气被排空，和拓模材料完全贴合融为一体。待拓模材料完全凝固后，需要将凝固的拓模材料和原模型分开来。因为大气压的作用，分离开不容易。以手指为例，如果在拓模时，我们选择的是弹性的拓模材料，那么材料凝固后还有弹性空间，通过压缩摆动手指，使空气进入模型内部，然后手指可以脱出来。如果选择的是硬性脱膜材料，那么在材料凝固后，没有可摆动的弹性空间，原模型就无法进行脱模。我们可以借助脱模剂，在阳模表面涂刷一层油性物质，在脱模时让空气能够顺利进入模型内部，使阳模和阴模容易脱离。

二、弹性铸模

铸模是目前所能做的最好的、最精确的一种模具，相应地，其工作量也会远远超出其他的模型制作方法。如果我们只是制作一些局部的器官，那就完全没有必要那么麻烦。灌浆铸模是一种以硅胶为内层、坚硬石膏为外层的合成模具。整个过程和制作两边模型差不多。

1. 整理模型

前面已经制作了一个现成的人像模型，找到原来塑像上前后分隔的分界线，尽量避开有凹陷的部分。在模型的周围放上一些木块或者泡沫板，形成一个类似简易的脚手架一样的结构，这样就可以避免将雕塑泥弄得到处都是。然后在塑像的周围用泥条围上一圈，和之前的做法相同。再用调刀将周围多余的泥土刮平，特别是泥墙与塑像结合的地方，一定要处理得非常平顺，因为硅胶是一种流动性的胶体，一旦成型，任何小瑕疵都能够一目了然，而且修复的难度是比较大的。

2. 制作硬模外壳

用一张纸巾盖在塑像上，然后往上喷水，把它浸湿。将湿纸盖满塑像，小心地使湿纸紧贴塑像。再切一些泥片盖在纸巾上，慢慢地、轻轻地按压紧实，让它与塑像完全贴合。可以用手将表面弄得顺滑一点，特别是面部一些凹陷的部分，可以多用点泥块让表面看上去饱满一点。等整个表面都弄平顺了，再切一根长约 15 cm 泥条，沿着面部中线的位置黏合上，然后再切两根短一点的泥条，在面部鼻尖的位置两侧各放一根，从正面看就好像面部出现了一个十字架一样。用工具将泥条与表面的夹角都修整垂直，不能有缝隙。然后在雕塑周围围上一圈泥条，在头顶部与中间的"十字架"相接。最后在距离塑像 4—5 cm 的地方，沿着塑像做 4 个梯形榫口，每个榫口都要等距离放置。一切就绪之后，可以在上面涂抹一些凡士林起到润滑的作用。调制一些半稠状的石膏，先简单地刷一层，观察一下情况，然后再刷第二层，当感觉到石膏的流动性较慢的时候，可以把石膏绷带弄湿，然后从顶部开始覆盖在石膏的表面，这样会让这个外壳更加牢固。缠裹完绷带后，趁石膏还没有完全干透，继续将调和好的石膏涂抹在上面，把它加固得厚实一点，感觉像是个巨型的鸵鸟蛋一样。做完这些后就可以等它慢慢地干透。石膏凝固是有一个过程的，这个过程可以通过石膏温度的变化来感觉到，石膏开始凝固时会变得有点烫，等它再次冷却后就说明已经干透了，这个时候，你可以将之前自己制作的简易支架慢慢拆除掉。然后将石膏模具之前衬托在底部的泥块都拆除掉，再按照前面的操作步骤制作出后面一半的硬模。等石膏再次冷却的时候，两个石膏硬模外壳就已经完成了。

3. 灌浆制作硅胶软模

由于事先涂抹了凡士林，所以模型很容易就能够取下。然后就是一系列的清理工作，把那些碎裂和黏附的小泥块，用刷子清理干净，如果发现石膏模具中有小气孔，也可以用一些石膏进行修补。在硬模里面做几个小记号，用钻头打孔是为了在后面灌浆的时候能让空气顺利排出。然后还要在中心的位置钻一个直径较大的足够放置一个漏斗的孔。用热熔胶将漏斗固定好，然后在模具的表面刷一层凡士林（当然也可以使用别的材料），一定要记住每一个角落都要刷到位。将硬模再次扣回模具上，用胶带、扎线之类的工具将两个模具紧紧地捆在一起，然后将调配好的硅胶顺着漏斗慢慢地浇灌进去，根据调配的数量可以先浇灌 1/3，然后停下，从漏斗里面观察硅胶的变化，一定要让硅胶慢慢地覆盖到整个模型的表面，让空气尽可能地排出，然后再浇灌 1/3，再停一下，最后将所有的硅胶都浇灌进去，直到看到硅胶从气孔中溢出，则说明模具已经注满了。等待硅胶凝固后，将模型翻转过来，按照上述的步骤再操作一遍。最后打开模型后，清理模型中残留的泥土，最后将硅胶膜与石膏模分开，用剪刀进行最后的修剪，特别是去除小气孔，用 99％ 的酒精将硅胶模型内外都擦拭一遍，用餐巾纸吸干或自然晾干，硅胶模型即制作完成。

【温馨提示】

硅胶的使用量为塑形泥重量的 70％。如塑形泥重量为 1 000 g，硅胶的用量就为 700 g。

三、涂凝铸模

这种方法主要是运用在面部的模型翻制上。与前面两种方法不同，这种方法是属于开放型翻模的方法，主要是运用藻朊酸盐或石膏进行翻制。具体方法如下：

1. 对模型面部进行处理

清洁并进行基本的面容整理，确保面部不能有其他杂质。遗体头发部分必须用乳胶头套或游泳帽等遮盖住；面部显露的任何毛发——眉毛、眼睫毛、胡须或头发等必须用凡士林涂抹覆盖掉；鼻孔和耳孔可以用棉絮堵塞，如果翻制耳朵的话耳孔也要堵塞。然后将整个面部涂抹一层稀薄的凡士林或矿物油。最后给遗体穿着的衣服上罩一件塑料披肩。

2. 准备好工具和材料

按照本章所述藻朊酸盐方法进行混合。制作完整的面部模型，在 500 mL 的水中加入 177 g 粉末就足够了。你可以选择一次性全部混合好，也可以分两次混合，先开始混合第一批，随后在第一批凝固之前再混合第二批。但是，这意味着翻制时至少需要两个人，一人上料，另一个人混合。如果是凝固时间较长的藻朊酸盐，一个人就可以做拓模。

在遗体脸上涂上藻朊酸盐最好使用笔刷或刮铲。可能有些人会觉得用手更方便些，更易掌握用量，但是这样材料凝固起来也会更快，因为双手是有温度的。如果你使用双手，最好准备一盆清水，避免手温影响凝固时间。

【温馨提示】

不能将多余的藻朊酸盐、生熟石膏扔在水槽的下水道中，这样会堵塞存水弯和管道。最好是在 20 L 的水桶上装一个水槽装置。事后可将液体轻轻倒出，桶底的残余物可以倒入垃圾桶。

3. 涂上藻朊酸盐和石膏

用 2.5 cm 绘画笔或弹性刮铲将混合好的藻朊酸盐涂在遗体面部。

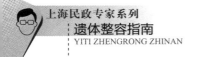

一般的方法是先从前额部位开始，随后往下，因为在涂的过程中藻朊酸盐材料会一定程度地往下流。鼻子和鼻尖部位总是在最后。还要注意涂刷的藻朊酸盐涂层是否黏附在颏部下面。耳朵除非用乳胶头套盖住，否则耳孔应该用凡士林和棉絮保护起来。要保证面部需要复制的部位确实黏附在藻朊酸盐材料上，可在凝固之前在藻朊酸盐表面放 5 cm × 10 cm 左右的条状粗麻布（用于增强阴模的牢性度，也可以使用毛圈织物布），可以放在前额、面颊、嘴部和下颏部位。

藻朊酸盐凝固成橡胶团之后，必须用硬性材料制成的母模盖住。有些人喜欢使用凝固较快的低硬度石膏制作稀薄的混合体，连续一层层地涂刷，直到达到 2 cm 厚度为止。可在石膏上放一层薄棉纱布，然后再薄薄地涂一层，这样易碎的低硬度石膏就会具有较高的强度。

有些人会使用石膏绷带，其价格会相对较贵些，但效果也较好。按照石膏绷带的使用方法，如果需要快速凝固，可以在温水中加点盐，将绷带浸湿。四周可以用一些较长的绷带，而正面则覆盖一些较短的、叠合的断片，直到达到适合的厚度。一般来说，这种类型的母模绷带厚度达到 1 cm，其强度就够了。

4. 取下模型

在等待材料凝固的过程中，石膏会有一定的升温，待石膏完全冷却后，便可将拓模从遗体面部上卸下来。如果藻朊酸盐放有粗麻布条，贴在母模上的藻朊酸盐面膜可以原封不动地从面部上取下来。取下模型的时候要小心地慢慢地松动，不能太过用力。

此时，我们得到了遗体面容的阴模，接下来可以翻制阳模。藻朊酸盐的水分蒸发后模型会收缩，所以在藻朊酸盐开始收缩时应立即完成阳模复制，否则很容易会干化。为了托住模型，可以将其放在纸制的鞋盒或者塑料碗内。

5. 浇注阳模

接下来，就可以将混合好的塑形石膏涂刷在藻朊酸盐阴模上，涂刷过程中注意去除表面气泡。随后在模型中导入更多的塑形石膏混合体。混合体开始变浓稠时，可以用刮铲将混合体刮抹到模型四周，这样模型四周高度达到 2—3 cm，而中央却是空的。除非需要实心的阳模，否则阴模内腔没有必要完全填满。随后，刮除灌注时在阳模上形成的一切细小瑕疵，清理出鼻孔，用金属塑形工具铲平模型边缘。这样，复制的阳模就制作完成了。

【温馨提示】

如果藻朊酸盐与石膏在边缘处分离，要用夹子夹住，或者使用封闭剂，可以在藻朊酸盐与石膏之间形成良好的临时黏结，控制藻朊酸盐的薄边缘，保持所需形状，这也要比使用柔软的牙用黏合乳霜材料要好得多。

另一种制作面模的方法是使用塑形石膏。用相同的方法准备面部，用 2.5 cm 猪鬃笔直接将塑形石膏混合体涂在脸上。在鼻孔部位上石膏的时候，同样应注意在前述"藻朊酸盐"部分中所提到的注意事项。这种方法较慢，因为塑型石膏的凝固时间较长（可以加盐以加速凝固），不需要母模也同样可以制作出相当好的拓模。石膏的发热期完成开始冷却凝固时，可以从面部上取下拓模。随后可将白凡士林或饱和的皂溶液涂刷在拓模上作为脱卸剂。白凡士林要涂抹均匀。有的整容师习惯用手涂抹，因为手上有温度，可以将凡士林充分熔化，渗透到石膏细小的孔洞里，将表面泡沫或气泡排除；如果用皂溶液则需要多用一点，将泡沫和气泡都涂刷掉，直到能触摸到模型均匀的未修整涂层。让其干燥 15 min，随后可灌制高硬度石膏阳模。高硬度石膏凝固变硬时，用凿子和木槌重重地敲几下，将高硬度石膏阴模与较硬的阳模分开。在高硬度石膏没有完全变硬之前，不要试着从石膏阴模上脱卸高硬度石膏阳模，不然敲击时有可能损坏阳模。

四、制作硅胶模型

硅胶模型最大的优点就是它的质感和皮肤质感非常相似，是目前遗体整形中最适合替代皮肤的材质之一。通过前面的那些方法，我们已经能够制得一个用于制作硅胶模型的阴模，接下来就可以开始制作硅胶模型了。

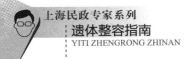
1．制模准备

在制作硅胶模型前，需要再次对阴模进行彻底的检查和清洁，确保其内部表面是干净和平整的，特别是模具内是否有遗漏的小气孔，如果有的话就要尽快处理，并保证其与周边的纹理是一致的。然后准备两个大号的纸杯和一根搅拌棒，搅拌棒最好是木质或者竹制的。如果使用的硅胶是无色透明的，就需要准备一些硅胶专用着色剂，把硅胶调成与皮肤一样的颜色。也可以选择商家提供的有色硅胶，但那些皮肤颜色可能与要求的肤色相差较远，因此最好的方法就是自己调制。硅胶的色彩调制没有一定的公式可循，完全需要凭借经验来操作。可以先少量地调制一些颜色放在一边作为参照的基础色，再仔细观察颜色变化的情况，判断是否是你想要的效果。完成这些准备工作后就可以正式开始了。

2．制作模型

接下来要开始调制硅胶。通常会选择用缩合固化硅胶来制作面部的模型，就像之前介绍材料的章节中描述的那样，这种硅胶分别由两种不同的液体状乳液合成，一部分是以硅胶为基础的，另一部分是用来加速反应的催化剂。将两种乳液按照 1：1 的比例混合，然后用木棒慢慢地搅拌，切记速度一定要慢，这时候你会发现有许多小气泡从底部慢慢地升起来，这就是催化剂和硅胶在发生作用所产生的气泡。搅拌除了让催化剂和硅胶充分融合外，同时也可以尽可能减少气泡的产生。在没有催化剂的帮助下，硅胶的凝固时间要很久，有的可能需要几个小时，也有的甚至需要 24 小时，所以不用担心，会有足够的时间处理模型。接着在调制好的硅胶里加上准备好的色膏，参照之前已经准备好的样本颜色就可以了。这个时候要准备一把小刷子，最好是软的棕毛刷，像刷油漆一样将硅胶涂在模型的表面，刷的时候一定要涂抹均匀，每一个细微的转角都要刷到。当完成第一次涂刷之后，可以将剩余的硅胶再一次倾倒在模具里面，然后把模具拿起来左右摇摆一下，让硅胶黏附的面积更大一点。完成之后将剩下的硅胶倒出，然后慢慢地等待模型固化就可以了。

3．取出模型

硅胶会随着温度的变化而慢慢地固化，如果要加快凝固的话，也可以进行加温，加温后大约 15 min 就可以固化了。硅胶的弹性非常强，虽然在取出模型的时候可能有一些小细节上会黏附在模具上，但完全不用担心它会损坏，只需用木质的小棒子慢慢地沿着边缘撬动一下，帮助空气进入就可以了。硅胶具有一定的黏性，所以需要多花费一点时间以取出完整的模型。

硅胶模型的制作方法不难，但也需要经常练习，充分了解材料的性质、成型的时间，毕竟操作经验是积累出来的。通过一段时间的熟悉，一定会成功的。

【硅橡胶材料浇注的注意事项】

① 使用工具大致与前面相同，注意手套不能使用乳胶手套。

② 选择合适的硅橡胶和固化剂按比例搅拌均匀，因为硅橡胶和固化剂充分搅拌过程会产生大量气泡，所以搅拌后需要放入真空机抽真空 2—3 min，排尽气泡，也可以选择压力缸排泡（2—3 min）。

③ 翻制的方法有很多，如倾倒、涂刷、蘸取等，可以根据实际情况选择。把排完气泡的硅胶流动体从一个位置慢慢倾入模框内，直到覆盖整个阴模为止。然后放置于平整处，室温下静待 1—2 h，表面不发黏即可。建议最好放置 24 h 之后再开模。

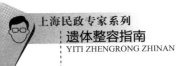

第四节　硅胶模型后处理

得到硅胶模型后，就要可以进行后期的处理了。虽然它已经具备了皮肤的质感和你想达到的效果，但在细节上还是会出现一些不尽如人意的小瑕疵。例如，模型对合处会留有接缝的痕迹，以及表面会出现一些小的气孔或者毛边，等等。

一、接缝修补

可以使用眼科用的尖嘴小镊子来处理接缝，这是一种非常实用的小工具。轻轻地提起接缝处的毛边，然后用小剪刀进行修剪。在这个过程中需要注意的是，可以将凸起的部分修剪得深一点，所产生的凹痕在后面的填补中可以处理得天衣无缝。修剪的过程就好像是在修剪皮肤上的死皮一样，特别是当模型组合越多的时候，缝隙也就会越多，工作量也会越大。等处理完那些不自然的隆起和小瑕疵后，可以使用少量的异丙醇对模型整个表面做彻底的清洁，把粘附在上面的灰尘、指纹、污垢甚至细小的粉末都清除干净。

最好是准备一个制作假发用的固定头模，将硅胶模型套在上面，这样就能腾出两只手去处理其他的事情，不需要一直把它撑起来。准备一个小号的纸杯，调制一些与制作模型相同成分的硅胶。然后用小的调刀，刮上硅胶，将模型缝隙处的凹陷部分填满，每一次不要填得太多，建议在 5—10 cm 即可。然后，剪一块透明的薄膜紧密地贴在修补后的接缝上，用大头针在四周进行固定，在硅胶未干之前，也可以用牙签或者尖头的工具制作出一些与周边皮肤相同的纹理。如果想让它尽快凝固，也可以使用吹风机进行加热。其余的接缝你也可以依次按照这个方式来进行操作。最后，将薄膜取下，再观察一下修补的地方。

二、模型上色

硅胶材质与普通的材质不同，它几乎很难与其他的材质结合。如果在硅胶模型上直接上色的话，颜色很可能在安装的时候被蹭掉。可以有两种方式来解决，一种是在制作模型的时候就把专用的硅胶色素调和在里面，这种方式会让模型的整体感非常强，但缺点是由于需要人工调色，所以对于色彩、色度的把握完全是凭借经验。另一种就是在硅胶的表面上色。有的人喜欢用喷枪，但如果想让制作的模型效果更加逼真，喷枪绝对不是最好的选择。喷枪的优点是让上色部位色彩更加均匀，更适合大面积的着色处理，但对于一些色彩衔接变化的表现就无法实现了。所以，建议用笔刷来进行上色的处理，在这个过程中能够体会到色彩过渡的变化。

在上色前，先要准备好一些必要的操作工具，如胶水稀释剂、专用的化妆颜色、松节油、透明的硫化硅胶胶黏剂、小海绵、搅拌棒等。首先，将胶水稀释剂与透明的胶黏剂按照 8∶1 的比例调和，因为每个人的习惯不同，可以根据自己实际工作中的喜好不断地尝试效果后再决定。然后将调和好的胶黏剂用笔刷涂满整个头面部需要上色的地方，尽可能地涂均匀一些，等它干透后再将调和好的颜色进行上色，然后用小海绵吸取表面多余的油脂，使光泽不是那么强烈。这样表面的底色就上好了，接下来就是一些细致的工作，需要根据面部的特征点，将一些皮肤上的色块和小的斑痣表现出来，这个过程更像是在绘画，需要有足够的耐心和细致的观察。等到描绘上去的颜色干透后，整个上色的过程就完成了。

第五章
3D 打印科技的应用

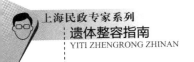
　　自 2012 年，3D 打印技术刮起了科技新风，受到众多行业关注。近年来，随着计算机技术、新型设计软件、打印材质的发展，以及互联网发展等创新推动，3D 打印迅速在各行各业得到应用和发展。上海殡葬行业结合自身实际情况引入前沿科技，又一次领先全国，将 3D 打印应用在遗体整形技术中。通过大量的研究试验与技术测试，不断完善技术，将科技与服务结合，目前 3D 打印在遗体整形领域中正逐步显现它的技术优势。

第一节　3D 打印技术在遗体整形中的应用

　　技术总是迎合需求，在不断地发展，遗体整形也不例外。上海殡葬行业率先将 3D 打印技术，应用于遗体整形技术中。遗体整容的流程被合理切割，工作更加高效，不再需要反复搬动遗体，也无需更多地担心遗体质量的问题。

一、3D 打印是什么

　　3D 打印技术由美国人查尔斯・赫尔在 1984 年研发（第一个打印的物体是一个水杯，1985 年），同时他也是 3D Systems 公司创始人，该公司拥有 7 种不同的打印技术方式，发明了 100 多种打印材料，拥有近 1 700 多项技术专利。因为科技发展的不平衡，所以在很长一段时间以来，3D 打印一直没有得到推广和应用。最主要的是早期的 3D 打印物体无法直接应用于实际的生产中，也就没有办法引起大家的关注了。

　　3D 打印技术是一种快速成型技术，最早运用于产品设计开发，是一个集合多种科技于一身的综合技术，包括机械工程、自动控制、分层制造、材料科学等。3D 打印的过程被称为增材制造，即在平面的基础上增加一个维度。这与数控机床的减材制造技术非常相似，都需要用到笛卡尔坐标系（直角坐标系，即 X、Y、Z 轴）对硬件进行空间定位，利用计算机来控制三轴联动实现增维的效果。简单地说，3D 打印，就是通过把 3D 模型分层，成为若干个二维的横截面，而 3D 打印机通过一层一层堆积的方式把分层的二维横截面逐层打印，最终制造出所需的实物模型。就像盖房子一样，砖块是一层一层的，但累积起来后，就成了一个立体的房子。

　　目前，3D 打印机应用已经普及，并且在各行各业中得到广泛应用。在医疗行业，将患者患病部位结构的 CT 扫描数据转化成计算机 STL 模型文件，就可以通过 3D 打印的方式，将病灶呈现在医生的面前，为手

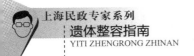

术进行提供精准预演和充分准备。利用 3D 打印还可以制作骨损伤的替代品，为医疗美容行业克服了很多难以逾越的难题。在国外，已经有科学家利用生物细胞作为原材料制作生物 3D 打印机来打造人体器官，为器官移植手术提供源源不断的材料。在建筑业，国外已经有科学家研制了用水泥和砖头作为材料的建筑打印机，在规划好的地面上，固定一台伸缩臂长为 5 m 的旋转臂，将计算机的建筑模型输入打印设备，准备好耗材，设备就能够按照程序进行工作，而且速度非常惊人。3D 打印能够解放我们的思想，让我们发挥充分的想象空间。

随着市场开放，国内 3D 打印机的价格也是大幅下跌，普通的桌面机仅售几千元，但由于精度和故障率的问题，很难保证打印质量。而能够作为产品直接应用的打印机价格就相对昂贵，从几万元到几百万不等。如果你对这方面感兴趣，而高昂的价格让你望而却步，你可以在市场上找一些 3D 打印服务公司，来帮助实现创意。

二、遗体整容应用 3D 打印的优势

遗体整形是小众化服务项目，符合个性化定制特点。相比较手工制作，3D 打印有其自身的优势。

1. 效果预见

事故性遗体的整形效果往往是逝者家属最关注的，也是这项服务的成果核心。家属在协商过程中，都会追问关于相似度的问题，毕竟这是一个家属最关心的问题。以往关于这方面的描述通常都只能用百分比的概念来回答。在服务中整容技术难度确实很大，许多殡仪馆对于此项服务的满意度也难以控制。手工复原存在太多的不确定因素，如操作者的技术问题、遗体质量问题、材料问题、整形时间问题等等，这些因素都可能对最后的效果产生影响。而 3D 打印则更像是装修房屋前你就能看到设计效果图一样，将家属提供的参考照片通过计算机转化成 3D 模型，同时模型作为一个交流界面，在与家属不断地深入沟通后，完善构建的人像模型的效果，在最大程度上提高相似精度，从而满足家属的心理预期，又将后续服务的风险压力前置并降至最低。

2．精度提高

无论是计算机还是 3D 打印机都属于高精设备。利用计算机建立起来的人像模型仅面数至少可达到百万级（面数越高精度越高），对于一些细节的表现也能够游刃有余。而工业级的 3D 打印机的精度误差可达到 0.01 mm，完全可以实现真实还原。计算机建模的方式建立人体的模型，通过曲面计算公式所得到的结果，精准定位人体特征，将人体特征转化成精确的数值，再通过计算机输入的数据信息展现人体基本结构，有效提升视觉误差。

3．材质统一

为了避免不同材质之间的差异变化，3D 打印在制作过程中对于材质的要求很高。尽管市面上有 200 多种打印材质，但真正符合需要的微乎其微。人像打印所使用的材质为一种高分子粒状粉末，最大直径只有 1 μm，并同时具备了堆积成型和模型着色的功能。

4．安全作业

通过计算机建模，利用 3D 打印的方式进行遗体整形，大部分的工作时间整形师不需要接触遗体，对于遗体的质量和整容师自身健康安全都有保障。

5．效率提升

分解工作流程，将遗体整形拆分成遗体保存、计算机建模、3D 打印、模型修整、实施安装等若干部分，每个环节都有专人进行负责，并对相关内容的质量进行保障。当达到一定数量的工件时，线性工作流平面展开，根据实际情况进行合理分割，同步进行实现效能最优化。如果再遇到重大伤亡事故时，可以发挥非常巨大的作用。

6．周期缩短

遗体整容通常在服务未确定前，等待的周期会很长，而真正进入服务环节后，可操作的时间又很短，形成瓶颈。在预约时将服务前置，可以有效地缩短服务周期，服务即时性能够有效地嵌入殡仪服务活动中。

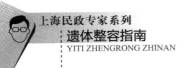
三、3D 打印类型

快速成型技术有多种实现工艺，都是将三维模型的制作转化为二维材料堆积。应用在遗体整形中的打印技术，根据使用材料的特性和制作工艺不同，主要可分为光固化成型、粉末成型和堆积成型制作三类。

1. 光固化成型

光固化成型技术是目前最成熟的 3D 打印技术，主要使用液态光敏树脂作为原材料，利用紫外光或其他光源照射凝固成型，逐层固化，最终得到完整的产品。光固化的优势在于成型速度快、模型精度高、材料的利用率 100％，能够制造出非常复杂的模型。

首先，在主液槽中填充适量的液态光敏树脂。然后，设定特定波长（365—405 nm）的激光在计算机的控制下沿分层切片所得的截面信息逐点进行扫描，当聚焦光斑扫描处的液态光敏树脂吸收的能量满足之后，便会发生聚合反应。一层截面完成固化之后，便形成制件的一个截面薄层。此时，工作台再下降一个层高的高度，使得先前固化的薄层表面被新的一层光敏树脂覆盖。之后，由于树脂黏度较大和先前已固化薄层表面张力的影响，新涂敷的光敏树脂实际上是不平整的，需要专用刮板将之刮平，以便进行下一层的扫描固化，使得新固化的层片牢固地粘结在前一层之上。反复上述步骤，层片即在计算机的控制下依次堆积，最终形成完整的成型制件，再去除支撑，进行相应的后处理，即可获得所需的产品。从光固化快速成型的原理和它所使用的材料来看，光固化快速成型主要有如下一些特点：

① 快速成型制造成熟度最高。

② 成型速度较快，系统工作相对稳定。

③ 打印尺寸比较大，最大打印尺寸达到 2 m，后期处理比较容易。

④ 尺寸精度高，可以做到微米级别。

⑤ 表面质量较好，比较适合精细件。

目前该项目主要有三种技术路线：第一，美国 3D Systems 开发并实现商业化的光固化成型技术（SLA）；第二，德国 Envision TEC 公

司在数字光处理的基础上开发的 DLP 3D 打印技术，第三，是由以色列
Objet 公司开发的聚合物喷射技术（Polyjet）。

每一条技术路线都有其自身的技术优势。美国的 SLA 技术具有较
高的稳定性和精度值。德国的数字光处理 DLP 成型方式与 SLA 相同，
只是光束运用的方法不同，DLP 能够实现面成型，而 SLA 是通过由点
到线再到面，所以从成型速度上 DLP 要优于 SLA。而以色列的聚合
物喷射技术，相比较 SLA 在打印精度上有所提升，其使用激光光斑为
0.06—0.10 mm，并且可以使用多个打印喷头、123 种感光材料，由软
性的橡胶到刚性材料，透明或者不透明材料，等等。

2. 粉末成型

粉末成型也称为三维粉末粘接（Three Dimensional Printing and
Gluing，3DP）技术。这项技术由美国麻省理工学院开发成功，原料使
用粉末材料，如陶瓷、金属和塑料粉末等。3DP 技术的工作原理是先铺
一层粉，然后喷嘴将黏合剂喷在需要成型的区域，让材料粉末黏接形成
打印横截面，重复以上操作步骤，堆积成三维物体。在模型的设计过程
中无须设计支撑结构，同时能够在需要打印的模型上输出色彩项目，颜
色丰富，可达到百万色，打印出的成品与原始目标最接近。当然 3DP
也有其不足之处，例如打印模型的表面光洁度不如光固化成型方式，需
要经过后期的加工处理。使用材料多为高分子粉末材质，硬性强度较
差，与空气接触容易出现褪色现象，长时间保存容易出现霉变等，同时
打印原料成本也较高。目前这种打印方式是遗体整形的主要打印方式。

3. 堆积成型

堆积成型也称为挤压成型（FDM），主要打印材质有 ABS 和 PLA，
打印材料通过加热打印头熔解，在打印平台上按照计算机模型横截面的
形状分层打印，层层堆积形成三维模型。目前市面上大部分桌面机都是
运用这样的打印方式，其使用的打印耗材价格比较便宜，但所打印的模
型需要设计支撑结构，打印时会比较耗费材料。操作便捷，易于上手，
设备对于环境要求不是很高，且机型款式比较多，2011 年前 FDM 设备
几乎都是单色打印，而现在已经开发了多个打印头，能够轻松地实现多

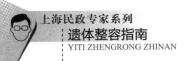

色打印。**FDM** 技术的缺点是设备精度较低，打印尺寸受到限制，只能制作 15 cm 以内的小型模型；不具备自动检查和纠错功能，打印设备故障率很高，打印的成功率较低；打印模型表面容易看到打印痕迹，表面的光洁度比较低。由于使用成本比较低廉，在遗体整形中可以用它来制作人体骨骼或支架等备选材料。

四、遗体人像建模 3D 打印流程

3D 打印的工艺流程主要有 3D 人像模型构建、调整相似处理、模型切片处理、成型打印处理、模型后处理、模型现场安装。

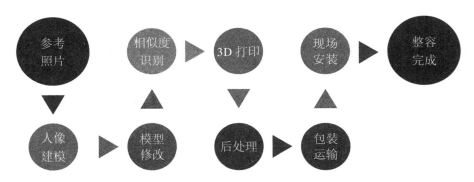

1. **收集资料**

① 照片：正面照（1 张），侧面照 / 生活照（若干张）。

② 要求：素颜无化妆、图像清晰、像素 1 200 万以上、电子版。

③ 体征：身高、肩宽、体重。

2. **人像建模**

① 运用三维软件将信息数据导入建立初始模型。

② 对应照片调整模型结构，刻画细节。

③ 将模型与照片进行相似度比对。

④ 征求家属意见，调整局部细节。

3. **3D 打印**

① 电子模型输出 stl 格式文件保存，进行模型切片处理。

② 将 stl 格式文件输入打印机进行打印。

表 5.1 遗体整容 3D 打印业务信息表

业务编号			制单时间			
基本信息						
委托人		关系		身份证		
委托事项				联系方式		
资料信息						
逝者姓名		性别		年龄		死因
大殓时间				告别礼厅		
正面照				侧面照		
身高				体重		
衬衣尺码				鞋子尺码		
遗体损伤			详见《遗体损伤情况表》			
修复要求						
服务确认	项目细分	预约时间	确认方式	效果（家属认可）	确认签字	
	数字模型		当面 / 微信			
	实体模型		当面 / 微信			
	瞻仰效果		当面			
面议价格						

（龙华殡仪馆，2019）

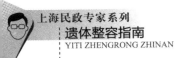

4. 打印后处理

① 打印完成，取出模型，对模型表面进行抛光。

② 使用固定液对色彩进行固定。

③ 为模型表面镀上保护层。

5. 遗体修复

① 遗体进行前期清洁和消毒处理，并对损伤部位进行缝合修复，矫正遗体体位。

② 完成遗体更衣及入殓的操作后，将打印的模型与遗体进行安装对接。

③ 对模型进行色彩、位置的局部调整，达到预期的瞻仰效果。

6. 数据保存

① 对遗体损伤前后要进行图片资料的保存。

② 图片拍摄要求正面、左侧、右侧、全身照片各一张。

③ 遗体火化后要对打印材质的残留物进行拍照留档。

第二节　3D 打印材料

3D 打印材料是 3D 技术应用的重要组成部分，从某种意义上说，3D 打印材料的发展也推动了 3D 技术的成熟应用。目前市场上 3D 打印材质有 200 多种，按照种类区分，主要包括工程塑料、光敏树脂、橡胶类材料、金属材料和陶瓷材料等。除此之外，高分子材料、人造骨粉、细胞生物原料以及砂糖等食品级材料也在 3D 领域得到应用。

打印材料分类
- 3D 打印聚合物
  - 工程塑料：ABS、PA、PC、PPFS、PEEK、EP、ENDUR
  - 生物塑料：PLA、PETG、PCL
  - 热固性塑料
  - 光敏树脂
  - 高分子凝胶
- 3D 打印金属材料
  - 黑色金属：不锈钢、高温合金
  - 有色金属：钛、铝镁合金、镓、稀贵合金
- 3D 打印陶瓷材料
- 3D 打印复合材料

一、ABS 材料

丙烯腈-丁二烯-苯乙烯共聚物（简称 ABS）是一种通用型热塑性聚合物。ABS 性能特征：刚性好、冲击强度高，耐热、耐低温、耐化学药品，机械强度和电气性能优良，易于加工，加工尺寸稳定性和表面光泽好，容易涂装、着色，还可以进行喷涂金属、电镀、焊接和粘接等二次加工。由于 ABS 的特性结合了其三种组分的特点，使其具有优良的综合性能，成为电器元件、家电、计算机和仪器仪表首选的塑料之一。

ABS 工程塑料一般是不透明的，外观呈浅象牙色，无毒、无气味，兼有韧、硬、刚的特性，燃烧缓慢，火焰呈黄色，有黑烟，燃烧后塑料

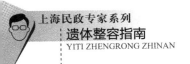
软化、烧焦，发出特殊的肉桂气味，但无熔融滴落现象。

ABS 工程塑料具有优良的综合性能，有极好的冲击强度、尺寸稳定性、电性能、耐磨性、抗化学药品性、染色性，成型加工和机械加工较好。ABS 树脂耐水、无机盐、碱类和酸类，不溶于大部分醇类和烃类溶剂，而容易溶于醛、酮、酯和某些氯代烃中。

ABS 工程塑料的缺点：热变形温度较低，可燃，耐候性较差。

二、PLA 材料

聚乳酸也称为聚丙交酯，属于聚酯家族。PLA 塑料熔丝可以说是另外一个常用的 3D 打印材料，尤其是对于消费级 3D 打印机。聚乳酸是以乳酸为主要原料聚合得到的聚合物，原料来源充分而且可以再生，主要以玉米、木薯等为原料。聚乳酸的生产过程无污染，而且产品可以生物降解，实现在自然界中的循环，因此是理想的绿色高分子材料。

PLA 是一种环保的材料，可以降解，一般有多重颜色可以选择，而且还有半透明的红、蓝、绿以及全透明的材料。PLA 一般情况下不需要加热，所以 PLA 相较 ABS 容易使用，而且更加适合低端的 3D 打印机。

三、光敏树脂

光敏树脂指用于光固化快速成型的材料为液态光固化树脂，或称液态光敏树脂，主要由齐聚物、光引发剂、稀释剂组成。

用于 SLA 的光固化树脂和下面介绍的普通的光固化预聚物基本相同，但由于 SLA 所用的光源是单色光，不同于普通的紫外光，同时对固化速率又有更高的要求，因此用于 SLA 的光固化树脂一般应具有以下特性。

1. 黏度低

光固化是根据 CAD 模型，树脂一层层叠加成零件。当完成一层后，由于树脂表面张力大于固态树脂表面张力，液态树脂很难自动覆盖已固化的固态树脂的表面，必须借助自动刮板将树脂液面刮平涂覆一次，而且只有待液面流平后才能加工下一层。这就需要树脂有较低的黏度，以保证其较好的流平性，便于操作。现在树脂黏度一般要求在 600 cps（30 ℃）以下。

2. 固化收缩小

液态树脂分子间的距离是范德华力作用距离，距离约为 0.3—0.5 nm。固化后，分子发生了交联，形成网状结构，分子间距离转化为共价键距离，距离约为 0.154 nm，显然固化前后分子间的距离减小。分子间发生一次加聚反应距离就要减小 0.125—0.325 nm。虽然在化学变化过程中，C═C 转变为 C—C，键长略有增加，但对分子间作用距离变化的贡献是很小的。因此固化后必然出现体积收缩。同时，固化前后由无序变为较有序，也会出现体积收缩。收缩对成型模型十分不利，会产生内应力，容易引起模型零件变形，产生翘曲、开裂等，严重影响零件的精度。因此开发低收缩的树脂是目前 SLA 树脂面临的主要问题。

3. 固化速率快

一般成型时以每层厚度 0.1—0.2 nm 进行逐层固化，完成一个零件要固化百至数千层。因此，如果要在较短时间内制造出实体，固化速率是非常重要的。激光束对一个点进行曝光时间仅为微秒至毫秒的范围，几乎相当于所用光引发剂的激发态寿命。低固化速率不仅影响固化效果，同时也直接影响着成型机的工作效率，很难适用于商业生产。

4. 溶胀小

在模型成型过程中，液态树脂一直覆盖在已固化的部分工件上面，能够渗入到固化件内而使已经固化的树脂发生溶胀，造成零件尺寸发生增大。只有树脂溶胀小，才能保证模型的精度。

5. 高的光敏感性

由于 SLA 所用的是单色光，这就要求感光树脂与激光的波长必须匹配，即激光的波长尽可能在感光树脂的最大吸收波长附近。同时感光树脂的吸收波长范围应窄，这样可以保证只在激光照射的点上发生固化，从而提高零件的制作精度。

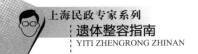

6. 固化程度高

可以减少后固化成型模型的收缩，从而减少后固化变形。

7. 湿态强度高

较高的湿态强度可以保证后固化过程不产生变形、膨胀及层间剥离。

第三节　计算机人像建模

很多人可能以为只要将照片扫描到计算机，专业软件就能够将图片信息自动转化成人像模型，然后按一下按钮，3D 打印机就能打印一个成品。如果没有深入的了解，难免会有这样的想法，毕竟简单的方法仿佛在实用性上更占优势。实际上，建立一个人像模型，特别是一个复杂的模型，需要耗费大量的精力和时间，去掌握计算机三维软件的建模知识，了解人体结构方面的知识，并根据实际情况进行调整。

运用 3D 打印技术进行遗体整形，关键是需要解决人像模型。关于人像建模的方法很多，主要有以下三类：三维扫描建模、人体几何建模、图像人体建模。

一、三维扫描建模

这种方法是用三维扫描仪获取人体的三维信息。三维扫描仪是整个系统的重要工具和核心部分，它是利用激光测距的原理，通过记录被测物体表面大量的密集的点的三维坐标、反射率和纹理等信息，可快速复建出被测目标的三维模型及线、面、体等各种图件数据。该方法的优点是可以密集地大量获取目标对象的数据点，能够快速便捷地将真实世界的信息转化成计算机所需要的数字信号；缺点是需要获取的数据量大、精度高，重建速度慢，实物是什么样子，扫描所得数据信息就是什么样子，当数据缺失时就无法实现扫描建模。在遗体修复中，事故性遗体面容往往是缺损的，通过扫描是无法重建身前面容的。所以在遗体服务领域中三维扫描建模只能应用于完整面容的数据采集建模。

二、人体几何建模

几何建模的过程是将现实物体抽象化变成想象模型，再通过格式化变成信息模型，最终具体化成为计算机内部模型的过程。三维几何建模

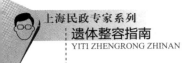
系统包括线框建模、表面建模、实体建模。

表 5.2　人体几何建模方法对照表

模型表示	应用范围	局　限　性
线框建模	画二三维线框	不能表示实体 图形会有二义性
表面建模	艺术图形、形体表面的显示	不能表示实体
实体建模	物性计算、有限元分析，用集合运算构造形体	只能产生正则形体 抽象形体的层次较低

　　人体几何建模技术是基于这种传统几何建模方式上的一种更为抽象的建模方式。此方法是用几何约束来表达人体模型的形状特征，用抽象的特征参数表达真实人体复杂的外部几何特征，使设计人员能够更好、更抽象地进行人体模型设计。用参数化控制人体的身体测量尺寸的好处是，操作员只需修改形体参数，就可以使人体的形状发生改变，而不必考虑人体本身。换而言之，就是将人体抽象地想象成无数几何面组成的模型，然后再通过格式化转换成信息模型，最终以计算机模型的方式呈现，其中几何形状的定义与描述是关键。在基于统计模型的工作中，将已确定的标准模型进行刚体配准、网格变形、模型拟合等处理，得到我们需要的人体数据。现有算法大都依赖一些理想的假设情况，由于人体自身形状复杂多样化，受人体模型数据库和时间空间的复杂程度的影响，这种方法在使用上还存在一定局限性。

三、图像人体建模

　　基于图像的人体建模，是以正面、侧面图像信息为载体，通过从照片序列或视频图像序列中获取的二维图像信息来提取人体轮廓数据，获取人体的几何特征，根据人体轮廓和几何特征重建人体模型的方式，包括人体轮廓提取、人体特征点提取和围度拟合三个步骤。

　　这种建模方法能够快速、准确地获取图像人体模型，然后根据图像的纹理映射进行三维仿真。优点是便捷、精确高、建模费用比较低。例如，手机拍照建模，通过打开手机建模软件利用手机摄像头拍照就可以建模。缺点是这种建模方法是在多角度图片的基础上进行建模，当部分角度图片信息缺失时，所获取的三维人体模型的精度和建模速度不容易达到平衡。

逝者在生前未必会拍摄、存储完全符合要求的图像照片，尤其是突发事故，往往丧属能够提供的有效图像信息很少，这还需要建模师进行后期矫正，因此在速度和精度上都提出了更高的要求。

以上三种建模方式都能够为打印机提供一个电子模型，但显而易见，在遗体修复中由于没有可进行信息数据采集的实体，所以三维扫描和人体几何建模的方式实用性就比较差。而利用图片信息建立人体模型是目前的唯一选择。

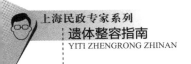

第四节　3D 打印技术工艺

首先，需要通过计算机辅助设计（三维）软件来构建模型。模型完成之后，用标准曲面细分语言（Standard Tessellation Language，STL）来描述 3D 模型文件中所包含的体现人像模型特征各个表面和顶点的信息。产生的 .stl 文件需要进行切割，分成若干层，并利用计算机辅助制造（CAM）软件生成机器级指令文件（称为 .gcode 文件）。这类文件包含了用来控制轴机构、运动方向、热端温度等打印机行为的命令。此外，每一层都应当包含构成物体轮廓和填充内容的路径。打印机会用内置的软件来阅读这些机器级指令并逐层完成物体的打印。打印软件同样包含了对打印机设置和调整的功能。

一般来说，影响 3D 打印机参数设置的因素主要包括打印设备、耗材、模型和成型效果四个方面。从设备角度来说，不同的 3D 打印机其机械结构和送料结构可能有很大区别，导致其适用打印速度、温度、回抽和运动路径等也有差别。

模型的打印时间控制一般需要依据模型结构的设计。面部模型的三维数据都是精确值，无法进行调整，只有在模型的厚度上进行调整。通过反复的实验，目前我们打印模型的厚度定为 5—8 mm，这个厚度尺寸在不影响模型打印效果的基础上，实现打印时间最短。打印时间由原先的 24 h 缩短至 15 h。

不同厂家有不同配方的耗材，性质也各不相同，有的需要打印速度慢，有的需要打印温度较高，有的材料需要开热床，有的需要全程开风扇等。在购买耗材时，需要了解材料的特性。

有些模型体积小，每层打印时间很短，需要降低打印速度和温度；有些模型悬垂大，容易卷边撞喷头，需要进行调整。

成型效果方面都应依据产品实际需求。有的模型需要强度高，有的模型需要光滑的表面。因此，需要在学习技巧的同时不断总结。

本书中以 Smart Maker 3D 打印机为例进行演示。Smart Maker 3D 打印机基于 Ultimaker 进行改良，发扬了 Ultimaker 的优点，屏幕提示清楚明了，方便操作。

一、更换耗材和加载耗材

1. 更换耗材

如果上一次打印结束之后打印材料没有退出，而再次打印需要更换耗材，或者更换不同颜色、不同材质的材料，需要在"耗材"选项中选择"更换耗材"，进行确定操作之后，打印机对打印喷头进行预热，达到可以熔化耗材的温度后，机器自动移除耗材，将原有耗材从机器后面送丝机的进料口抽出，接着机器提示"插入耗材"，这时打开新的材料包装，将料丝一端剪成斜口，料盘放置在料架上，后将料丝推入进丝机的进料口，在"请从背后送丝机上插入耗材"提示面单击"确定"，机器界面变为"装载耗材中，打印机自动装载材料"。按照屏幕提示"当喷头出丝时，按下旋钮"，观察喷头，直到喷头出丝时按下旋钮进行"确定"。"耗材设置"选项里有 PLA、ABS 和 CPE 等材料选项供选择，也可以对导出的打印材料进行自定义。此外，"耗材设置"里有导出和导入的耗材设置。接着打印机会提示"是否选择耗材类型"，单击"是"进行确定，更换打印材料的工作就完成了。

2. 加载耗材

加载耗材的操作与更换耗材的操作相似。加载新的耗材，都要经过预热打印喷头、插入新耗材、载入耗材的过程。用更换耗材的方法可以使用不同颜色的材料分别打印模型的不同结构，之后再组装起来，这样解决了模型颜色单一的问题。

二、调整加热（打印）平台

打印平台不平整可能会影响成型质量，如果严重，可能会让打印喷头和平台碰撞而产生变形。除了带有自动调平功能的打印机，一般 FDM 3D 打印机调整平台的方法是调节平台下的 4 个或 3 个螺钉。单击初始界面的"设置"选项，接着单击"平台调整"选项，进行打印平台的调整，以保证打印模型的质量。按照打印机屏幕的提示进行操作，单击"继续"，按照屏幕提示，首先移动旋钮使平台上升到和打印喷头距离几毫米处单击"继续"，接着按照提示，调节左侧的螺母，使平台能够接触喷头，平台和喷头的距离按照经验用一张 A4 纸或者名片来进行测试，使A4 纸能够来回移动，然后用同样的方法，调节右侧的螺母，使平台接触到喷头。为了保证调平的精确性，在平台左侧再次进行以上操作，同理，在平台右侧继续进行操作，单击"完成"，整个平台的调平工作完成。

① LED 亮度调整。用来调节 LED 灯带在打印中关闭和开启及亮度等。

② 喷头加热。进料前或者更换材料时用来预热打印喷头，旋转调节旋钮选项。

③ 平台加热。用来控制打印平台的温度，如果打印 ABS 材料，为了防止堵塞，可以更改喷头温度。打印件边缘起翘，平台加热控制在70 ℃—90 ℃。PLA 材料可以关闭平台加热。

④ 喷头归位。让喷头回到起始位置就会向前或向后移动耗材，这样的好处是在打印刚开始的时候，确认喷头是在原始位置。

⑤ 平台下降和平台上升。用来调节平台高度，使平台下降和上升。

⑥ 装载耗材。和更换耗材方式一致。

⑦ 移动耗材。在喷头达到预定温度后，旋转调节旋钮，后面的送丝装置会将耗材不断移动至打印加热头。

⑧ 风扇转速调节。调节风扇的选项，可以让风扇全开，也可以关闭风扇，加快风扇速度可以加速打印喷头降温。

⑨ 回抽设置。设置回抽或者在切片软件里设置点选"回抽"选项，耗材不会流满工作台面，打印两个点的时候，不会产生拉丝的现象。

⑩ 电动机设置默认即可。

三、增大模型和底层粘接

为了保证打印效果，打印前需要确保 3D 打印机加热床的平整，防止打印模型翘边和打印大型零件时发生位移。除了在建模时设置底座地垫，还可以采取多种方法增加和加热床的粘接效果，一般情况下会在平台上贴上一层胶带（美纹纸），不仅可以隔热，而且帮助模型更好地与平台粘结。两条胶带之间可以有细小的缝隙，但是不要重叠。粘贴借鉴手机贴膜，注意美纹纸要粘贴平整，完整覆盖加热床打印区域。有的爱好者使用发胶或手喷胶、手工白乳胶等胶水类，来提高打印件在打印平台的黏着力，甚至打印 PLA 材料时可以不需要加热。注意应多次试验，既保证粘接强度，又保证打印后模型容易取下。也有部分人选择用 Super77 手喷胶，应注意在使用手喷胶时，用报纸和纸张把打印机丝杠盖住，防止喷到丝杠光轴上，模型取下时可以用除胶剂去除打印平台上的胶水。手喷胶在五金装饰市场容易买到。

四、正式打印

① 轻轻推入 SD 卡到机器的卡槽。

② 屏幕将显示 SD 储存卡中用户的 gcode 可打印文件，利用旋钮选择 SD 卡中的打印文件，如选择头骨的打印文件 Tougu gcode，单击"确定"，打印喷头开始加热升温，在此过程中，可以利用旋钮调节"喷头温度""打印速度""平台温度""风扇转速""回抽设置""耗材流量""LED 亮度调节"或者"终止打印"。

③ 当打印第一层时，将打印速度放慢至 60％，来确定打印模型第一层是否平整，打印喷头是否出丝顺利，同时，观察料盘上的耗材是否有缠绕卡顿的情况，后面进丝机是否有异常响动。

④ 对于不同的模型，采取不同的摆放方法，如人体长骨打印，就要选择最长端的面置于打印底面，尽量避免因高度产生的打印支撑。

⑤ 打印结束后，屏幕显示"冷却中"，不要直接关闭机器电源，应先使支撑件和打印喷嘴自然冷却后，等待屏幕显示喷嘴温度降到 50 ℃以下才可关闭电源。

⑥ 待模型表面稍微冷却后，用铲刀轻轻撬动模型四周，或者撬动美纹纸底部，将美纹纸和模型一起取下，再将美纹纸撕下来。如果采取

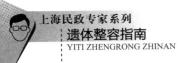
在打印平台上涂胶的方法，可以在模型周边洒些清水，方便模型取下。

⑦ 如果打印机使用频率不高，在关闭机器前，将打印材料用退料的方式退出，放置在密封袋里密闭防潮保存；在联轴器和丝杠上均匀涂抹润滑油，将打印机搬到阴凉、干燥、少灰的地方放置。

第五节　模型后处理

一、模型打磨处理

模型在打印完成后需要进行打磨与抛光处理，这是非常重要的步骤。在充分打磨的过程中，你不仅能够对模型的结构进行细致的检查，同时对于打印材质会有进一步的熟悉和了解。

1. 打磨工具

根据打印模型的材质来挑选最合适的打磨工具是明智之举。常用的打磨工具包括：

① 金刚锉。是由金刚砂（金刚砂就是碳化硅，硬度 95，是碳原子和硅原子以共价键构成，没有金刚石硬，但比金刚石便宜）电镀而成。

② 螺纹锉。锉刀表面上有许多细密刀齿、条形，用于加工工件的瑕疵。

③ 砂纸。一种供研磨用的材料，建议使用目数为 150—600 目。

④ 棕毛刷。用于清除打磨粉尘。

⑤ 吸尘器。手持式大功率吸尘器能够有效地清除加工粉尘。

2. 打磨工艺

（1）粗打磨

可以在工作台的中间放上沙袋，确保模型能够平稳地摆放在上面，不会轻易移动。当然还需要有足够的灯光，让你能清楚地观察模型细节。在模型上发现一些非计算机设计中所包含的结构，然后锁定它们，挑选合适的锉刀去除模型结构之外的多余部分。那些处于眼角、耳蜗、鼻翼深处的部分则需要选择球形锉刀进行加工。螺纹锉和精钢锉对于消除模型表面的纹路都是不错的选择，操作完毕后用棕毛刷清除表面的粉尘即可。

（2）精打磨

经过粗打磨之后，模型的结构已经基本修整完成，但表面仍会留有一些比较粗糙的打磨痕迹，这时就需要使用砂纸进行细加工。运用砂纸打磨最好的工具就是我们的双手。可以将砂纸剪裁成足够小的尺寸，只要能够裹住手指即可。只要你能够选对砂纸，打磨的效果会非常明显，很快那些粗糙的痕迹就会被完全清除。可以选择150—600目砂纸，当然目数越多砂就会越细。用砂纸打磨要顺着模型的弧度打磨，避免交叉和转圈，当然对于脸部模型上一些凹陷和不规则结构的地方是会有较大难度的，但保持同一方向的打磨，效果会更完美。对于力度，就需要凭借个人对于材质的了解和操作经验，但总的原则是力量适度，匀速打磨。

（3）电动打磨

最后一个步骤就是使用电动工具，进行细节的打磨和抛光。电工工具有很多种打磨头，而且打磨的速度也非常快，适用于对面部模型的一些细节处理，如眼裂、耳蜗等。使用电动工具要掌握转速节奏的变化和打磨力度的控制，最好在打磨前对模型的角度和深度提前计算好，避免造成不可逆转的损伤。

二、蒸蜡保护处理

蒸蜡也叫煮蜡，是一种比较成熟和普遍的工艺。在3D打印后处理中运用蒸蜡技术，能够让模型的表面更加润和，同时对于模型的色彩也起到保护作用。打印的模型表面总会有一些细小的毛孔，通过蒸蜡的方式能够将其填平。因为蜡本身是透明的，具有通透感，在掩盖一些小瑕疵的时候，并不会影响模型的色彩，同时能阻止空气中水分对于模型色彩的影响以及霉变的几率，让模型对环境的适应度更高，保存时效更久。

蒸蜡的过程主要是在蒸蜡机中完成。蒸蜡机有点像是一个大烤箱，底部安放蜡槽，我们可以将大块的蜡放入其中，然后将温度设定为150℃，隔着玻璃观察，当蜡液完全变成液体后，将打印的模型整个浸入其中1—2分钟，让蜡液覆盖到模型表面的每一个地方。然后将模型放置在架子上冷却即可（1∶1大小的头部模型大约需要10分钟）。

三、模型植入安装

3D 人像模型的植入安装，是一个让人振奋的时刻，前期的技术服务与准备，就是为了安装的时刻。这是一项全新的技术，所以不仅是家属，更多业内同行都期待结果的呈现。

我们可以简单地将这个安装程序分为前、中、后三个阶段。

（一）第一阶段：安装前

1. 解冻

安装前遗体需要充分解冻，保证肢体能够活动，体型已经摆放端正，身体上的创伤运用缝合的方式已经闭合，确保身体表面干燥、伤口无渗液现象。然后将头部损伤部位用塑料薄膜包裹严实，薄膜收口置于颈部，用胶带固定。按照正常的更衣流程操作，并将遗体放置于包装箱内备用。

如果解冻不充分，会造成肢体形体无法矫正，脸型无法调整，损伤创面无法与 3D 模型完全吻合；即便是勉强在未解冻的遗体上安装了模型面具，随着逐渐解冻的过程会有大量水分产生，水分会渗透模型，从而造成褪色等现象。另外，对遗体体表的损伤处进行闭合或密封处理，也需要在充分解冻的情况下才能进行操作。

所以，最佳的做法是在安装模型前根据环境温度的情况，选择适合的时间开始给遗体解冻，至少保证在安装前遗体体型挺直，颈部、头部能够自由弯曲。解冻时间应依据遗体冷冻情况以及当时的温度决定。

2. 身体创伤的处理

3D 打印主要用于头面部的复原修复，遗体身体上的创伤还是需要进行伤口的处理和密封，即简单的包扎处理，主要是为了防止血液和体液渗出。遗体在完全解冻之后，会有体液（包含血液）污迹等随着创伤面渗透出来，如果不进行闭合或密封处理，容易给后期遗体移动及更衣环节造成不必要的麻烦。

3. 头部残余组织的固定

包扎头部受损位置或残余组织，同时要确保受损的部位和组织在经

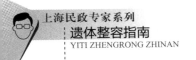

过密封包裹后的尺寸要小于模型的内径。包裹的材料外侧应选择棉、麻或者纱布等材料,内层采用有密封功能的塑性材料,主要是为了防止渗漏。

4. 更衣落棺

按要求为逝者更衣。衣服穿好后第一粒扣子先不要扣。然后遗体落棺并整理好衣服。因为落棺之后遗体头部不会再有大幅度的移动,所以选择在落棺后安装也是出于对模型稳定性的考虑。

(二)第二阶段:安装中

1. 在遗体头部下放置填充物

放置填充物的作用是固定损伤头部,不让其晃动,同时能够防止体液渗出对包装箱和衣物造成污染。可以选择的材料有花泥、垫棉、头枕等,具体数量依据包装箱内径大小而定,只要能够起到固定支撑后脑的效果即可。根据打印成品的模型情况,尽量多地展出正面、顶面和侧面的空间。

2. 模型与头部的融合

将模型放到颈部位置之上,扣住下颌骨的位置轻轻往里推。当模型的颧骨内径与头部的最宽处吻合后,即可完成。再将衣服扣子扣好,最后适当地调整至最佳位置。

3. 固定模型

在头部顶端空心处用棉质物品填满,使模型保持稳定,然后佩戴假发和帽子。

(三)第三阶段:安装后

安装后的调整主要是从整体效果的美观性,遮盖衔接处的缝隙。

具体做法:在头部两侧及顶端铺设针草,厚度以能够遮挡住两侧及顶部裸露的损伤部位为宜,然后放置鲜花花瓣和部分鲜花做装饰,或者可以摆放一些随葬的小物件。

第六节　未来展望

3D 打印技术正改变着传统工艺的制作方法，随着 3D 打印技术的发展完善，应用领域也在不断拓展。例如，日本一家名叫 Fasotec 的公司推出的"3D 打印胎儿"的服务，这是一项看上去很惊人的服务，专门向年轻的父母提供 3D 打印的胎儿模型。他们将基于母亲躯干部位的 CT 或 MRI 扫描结果输入电脑，运用被称作为 Bio-Texture 的生物纹理技术，将两种不同的树脂打印成 3D 模型，模型的外观是白色的不透明胎儿包裹在母亲透明的腹部之中。该项服务被称作"天使的形状"，而用户还可通过同样方法制作胎儿钥匙扣和手机加密狗等，Fasotec 公司也利用这项技术来制作医用模型。

那么，在未来的殡葬领域内，3D 打印技术又会为我们带来哪些新的改变呢？

一、3D 打印与 AI 人工智能

3D 打印技术与人工智能结合的第一步实现的便是模型设计环节的人力解放。赋予 3D 打印设备以机器深度学习的能力，使之可对所接收的原始数据进行自动处理，生成模型，并监控、调整整个打印过程，实现闭环控制。除制作模型以外，自动搭配材料也是业界借助 AI 给 3D 打印机提高商能的努力方向。如美国 Baltics 3D 公司将 3D 扫描、3D 打印和人工智能三项技术融为一体，为残疾人士打造了一款快速低成本制作义肢的软件。仅通过智能手机扫描残肢，并用特定 APP 处理扫描数据，即可快速获得个性化打印方案，到任何 3D 打印服务公司都能把实物打印出来。

二、3D 打印与虚拟现实 VR 完美衔接

VR 是 Virtual Reality 的缩写，中文的意思就是虚拟现实。虚拟现

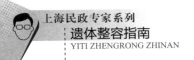

实技术是一种能够创建和体验虚拟世界的计算机仿真技术，它利用计算机生成一种交互式的三维动态视景，其实体行为的仿真系统能够使用户沉浸到该环境中。试想一下，如果在虚拟现实系统中能够实现 3D 人体建模的话，那么将彻底解放三维建模软件给人们带来的禁锢。通过预设的模型文件导入 VR 系统形成图像，然后通过 VR 眼镜实现人像建模，是否会科技感十足？而且利用这样的建模方法，能够给建模零基础、缺乏立体空间感的人提供足够的便利。在一个虚拟界面里，可以像在现实世界里那样任意地变化模型，同时也可以形成多人的交互和讨论，并利用 3D 打印将模型打印出实体。

三、3D 打印与全自动化妆

早先化妆品设备公司 Foreo 就推出过一款概念产品"MODA"，将"MODA"和手机相连接，通过 APP 界面选择自己喜欢的妆容，再通过 3D 打印机依次将妆前乳、粉底液、眼影、腮红和唇彩精准地喷到人的脸上，实现自动化妆。未来如果能将 3D 打印技术与遗体面部扫描技术结合在一起，通过面部扫描技术和生物识别镜头分析面部五官位置和皮肤情况，利用 3D 打印喷墨技术和可调整高精准喷头来实现全自动遗体化妆，这种"数码遗体化妆师"，将成为遗体整形化妆的又一次技术革命。

附录一 有关人体测量的 ISO 国际标准

序号	标准号	标　准　名　称	备　注
1	ISO 7250-1: 2008	Basic human body measurements for technological design ~ Part 1: Body measurement definitions and landmarks（用于技术设计的人体测量基础项目第 1 部分：人体测量定义和标记点）	对应国家标准 GB/T5703-1999
2	ISO/TR 7250-2: 2010	Basic human body measurements for technological design ~ Part 2: Statistical summaries of body measurements from individual ISO populations（用于技术设计的人体测量基础项目第 2 部分：ISO 单个成员国居民的人体测量的统计汇总）	
3	ISO 14738: 2002	Safety of machinery ~ Anthropometric requirements for the design of workstations at machinery（机械安全机械设备工作台设计的人体测量要求）	
4	ISO 15534-1: 2000	Ergonomic design for the safety of manchinery ~ Part 1: Principles for determining the dimensions required for openings for whole ~ body access into machinery（用于机械安全的人类工效学设计第 1 部分：全身进入机械的开口尺寸确定原则）	对应国家标准 GB/T18717. 1-2002
5	ISO 15534-2: 2000	Ergonomic design for the safety of machinery ~ Part 2: Principles for determining the dimensions required for accessopenings（用于机械安全的人类工效学设计第 2 部分：人体局部进入机械的开口尺寸确定原则）	对应国家标准 GB/T18717.2-2002

序号	标准号	标准名称	备注
6	ISO 15534-3: 2000	Ergonomic design for the safety of machinery ~ Part 3: Anthropometric data（用于机械安全的人类工效学设计第 3 部分：人体测量数据）	对应国家标准 GB/T18717.3-2002
7	ISO 15535: 2006	General requirements for establishing anthropometric databases（建立人体测量数据库的一般要求）	对应国家标准 GB/T22187-2008
8	ISO 15536-1: 2005	Ergonomics ~ Computer manikins and body templates ~ Part 1: General requirements（人类工效学计算机人体模型和人体模板第 1 部分：一般要求）	对应国家标准 GB/T 23702.1-2009
9	ISO 15536-2: 2007	Ergonomics ~ Computer manikins and body templates ~ Part 2: Verification of functions and validation of dimensions for computer manikin systems（人类工效学计算机人体模型和人体模板第 2 部分：计算机人体模型系统的功能核对和尺寸验证）	
10	ISO 15537: 2004	Principles for selecting and using test persons for testing anthropometric aspects of industrial products and designs（工业产品和设计的人体测量学特性测试中选用被试的原则）	对应国家标准 GB/T23699-2009
11	ISO 20685: 2005	3 ~ D scanning methodologies for internationally compatible anthropometric databases（用于国际兼容人体测量数据库的三维扫描测量方法的一般要求）	对应国家标准 GB/T23698-2009

附录二 有关人体测量的国家标准

序号	标准号	中文标准名称
1	GB/T 12985-1991	在产品设计中应用人体尺寸百分位数的通则
2	GB/T 13547-1992	工作空间人体尺寸
3	GB/T 14776-1993	人类工效学 工作岗位尺寸设计原则及其数值
4	GB/T 14779-1993	坐姿人体模板功能设计要求
5	GB/T 15759-1995	人体模板设计和使用要求
6	GB/T 16251-1996	工业系统设计的人类工效学原则
7	GB/T 16252-1996	成年人手部号型
8	GB/T 10000-1988	中国成年人人体尺寸
9	GB/T 2428-1998	成年人头面部尺寸
10	GB/T 5703-1999	用于技术设计的人体测量基础项目
11	GB/T 18717.1-2002	用于机械安全的人类工效学设计第1部分：全身进入机械的开口尺寸确定原则
12	GB/T 18717.2-2002	用于机械安全的人类工效学设计第2部分：人体局部进入机械的开口尺寸确定原则
13	GB/T 18717.3-2002	用于机械安全的人类工效学设计第3部分：人体测量数据
14	GB/T 5704-2008	人体测量仪器
15	GB/T 22187-2008	建立人体测量数据库的一般要求
16	GB/T 23461-2009	成人男性头型三维尺寸
17	GB/T 23698-2009	三维扫描人体测量方法的一般要求
18	GB/T 23699-2009	工业产品和设计的人体测量学特性测试中选用被试的原则
19	GB/T 23702.1-2009	人类工效学 计算机人体模型和人体模板第一部分：一般要求

附录三 测点符号

aap	腋窝前点	ida	下牙槽前点
a/ac	肩峰点	Is.a	髂前上棘点
adt	胫骨前下点	Is.p	髂后上棘点
ais	肩胛骨下角点	it	颏下点
al	鼻翼点	ju	颧骨点
alv	上牙槽后点	k	颊点
ap	趾尖点	kl	鞍背点
ast/as	星点	l	人字点
au	耳点	la	泪点
b/br	前卤点	lar	喉结节点
ba	颅底点	li	下唇点 / 下唇中点
c	颈椎点 / 颈点	ls	上唇点 / 下唇中点
cdl	髁突外点	lu	腰点
cdm	髁突内点	m	额中点 / 额缝点
cf	腓骨头点	mf	上颌额点 / 颌额点
ch	口角点	mfp	外踝点
co	冠缝点	ml	颏孔点
cr	喙突尖点	mr	桡侧掌骨点
d/dk	眶内缘点	ms	乳突点
da	指尖点	mst	胸中点 / 胸骨中点
ecm	上牙槽突最侧点 / 上牙槽外点	mt.f	腓侧（外侧）跖骨点
ek	眶外缘点	mt.t	胫侧（内侧）跖骨点
en	眼内角点	mu	尺侧掌骨点
enba	大孔前缘点	n/na	鼻根点
enm	上牙槽最内点 / 上牙槽内点	nr	颈根外侧点
eu	颅侧点 / 头侧点	ns	鼻棘点
ex	眼外角点	o/os	大孔后缘点
fj	颈窝点	obi	耳根下点 / 耳下基点
Fm:a	颧额前点	obs	耳根上点 / 耳上基点
fmo	眶额颧点	ol	口点

238

fmt	颞额颧点	ole	肘点 / 肘尖点
ft	额颞点	om	脐点
g	眉间点	on	眉间上点
ge	颏后点或颏棘点	op	枕后点 / 头后点 / 颅后点
gn	颏下点	or	眶下点 / 眶下缘点
go	下颌角点	pa	耳后点
i	枕外隆凸点	pap	腋窝后点
ic	髂嵴点	pc	髌骨中点
id	下牙槽点	pe	会阴点
pg	颏前点	ss	鼻棘下点
ph	指点	sst	胸上点 / 胸骨上点
po	外耳门上缘点 / 耳门上点	st	冠颞点
pr	上牙槽前点	sta	口后点 / 腭后点
pra	耳前点	sto	口裂点
prn	鼻尖点	Sty.r	桡骨茎突点
pro	龈点	Sty.u	尺骨茎突点
pte	足跟点 / 足后跟点	sust	胸下点
pv	后头顶点	sy	耻骨联合点
r	绕骨点	t	耳屏点
rhi	鼻尖点	th	乳头点
S/sl	鼻凹点 / 鼻背点	ti	胫骨点 / 胫骨上点
sa	耳上点	tr	发缘点 / 发际点
sba	耳下点	tro	大转子点
sd	上牙槽点	tu	耳结节点
sm	颏上点	v	头顶点 / 颅顶点
sn	鼻下点	zm	颧颌点
so	眶上缘间中点	Zm:a/ zml	颧额前点
sph	蝶点	zo	颧眶点
sphy	内踝点 / 内踝下点	zy	颧点或颧弓点
sphen	蝶骨点		

附录四　整容化妆工具

- 化妆箱
- 各种大小的笔刷
- 乳胶三角海绵
- 橙色和红色海绵
- 调色刀（塑料的和金属的）
- 纸巾
- 各种夹子
- 点绘海绵
- 丝绒粉扑
- 镊子（不同大小）
- 小剪刀
- 手工剪刀
- 各种梳子、尖尾梳
- 各种鬃毛刷
- 化妆棉
- 棉花球
- 长棉签
- 光头套模型
- 毛笔清洁液和容器
- 各种塑料容器
- 25 g 和 50 g 的塑料杯
- 头发齿板
- 拉发板
- 口香糖
- 纸垫
- 各种清洁液

- 毛巾
- 各种大小的喷雾瓶
- 各种发卡
- 各种发带
- 喷枪和压缩机
- 各种不同刷毛的牙刷
- 削发剪刀
- 小电吹风
- 各种大小卷发器
- 各种大小直发器
- 涂唇膏用的一次性棉签
- 一次性睫毛刷
- 注射器若干（无针）
- 指甲剪
- 定妆粉
- 各种卸妆油
- 白胶
- 肉豆蔻酸异丙酯
- 明胶
- 硬质棉
- 硬质棉卸妆油
- 人造发
- 真空锅
- 化妆用隔离剂
- 制光头套用塑胶材料
- 皱纹胶
- 各种粉底
- 化妆铅笔卷笔刀
- 一次性刀片

- 剃须膏
- 润肤液
- 洗面奶
- 小木条
- 牙签
- 各种工艺木棒
- 皮肤安全用硅胶
- 画眼线用的一次性笔刷
- 各种眉笔
- 接缝胶
- Cab～05·气相二氧化硅
- 润滑剂
- 密封剂
- 乳胶、聚乙烯或丁腈手套
- 肤蜡

附录五　换算表

重量

1克（g）

■ ＝ 0.001 升（L）（水）

■ ＝ 1 000 毫克（mg）

■ ＝ 0.001 千克（kg）

常用单位：吨（t）、克（g）、毫克（mg）、微克（µg）

换算关系

■ 1 t ＝ 1 000 kg

■ 1 kg ＝ 1 000 g

■ 1 g ＝ 1×10^3 mg ＝ 1×10^6 µg

长度

1毫米（mm）

■ ＝ 1×10^3 微米（µm）

■ ＝ 1×10^6 纳米（nm）

■ ＝ 0.04 英寸（in）

1厘米（cm）

■ ＝ 0.393 7 英寸（in）

1英寸（in）

■ ＝ 2.54 厘米（cm）

1英尺（ft）

■ ＝ 12 英寸（in）

■ ＝ 30.48 厘米（cm）

■ ＝ 0.305 米（m）

1码（yd）

■ ＝ 3 英尺（ft）

■ ＝ 36 英寸（in）

- ＝ 91.44 厘米（cm）
- ＝ 0.914 米（m）

  1 米（m）

- ＝ 100 厘米（cm）

  温度

- 水的冰点是 32 ℉，0 ℃
- 水的沸点是 212 ℉，100 ℃

  以下是摄氏度和华氏度互相转化的公式

  ℃＝（℉－ 32）×5/9＝（℉－ 32）/1.8

  ℉＝（18×℃）＋ 32

  一些常见的例子如下：

- 水的冰点＝ 0 ℃，32 ℉
- 室温＝ 20 ℃，68 ℉
- 正常人体体温＝ 37 ℃，98.6 ℉
- 非常热的天气气温＝ 40 ℃，104 ℉
- 水的沸点＝ 100 ℃，212 ℉

  面积

  1 平方米（m²）

- 10 000 平方厘米（cm²）

  体积

  1 茶匙（tsp）

- ＝ 5 毫升（mL）
- ＝ 5 立方厘米（cm³）

  1 汤匙（tbs）

- ＝ 3 茶匙（tsp）
- ＝ 15 毫升（mL）

  1 杯

- ＝ 48 茶匙（tsp）
- ＝ 16 汤匙（tbs）

- ＝ 237 毫升（mL）

1 毫升（mL）

- ＝ 1 立方厘米（cm³）
- ＝ 20 滴（大约）
- ＝ 0.20 茶匙（tsp）
- ＝ 0.001 升（L）
- ＝ 1 克（水）（g）

1 升（L）

- ＝ 1 000 毫升（mL）
- ＝ 1 000 立方厘米（cm³）
- ＝ 203 茶匙（tsp）
- ＝ 67.6 汤匙（tbs）
- ＝ 4.23 杯
- ＝ 1 000 克（水）（g）

立方体的体积：立方体体积＝长 × 宽 × 高

圆柱体的体积：要计算圆柱体的体积，我们需要知道圆柱体圆形截面的半径。圆柱体的体积 V 可以由半径 r、高 h 表示为：$V = \pi r^2 h$；$\pi \approx 3.14$

圆锥体的体积：$V = 1/3 \pi r^2 h$

球的体积：$V = 4/3 \pi r^3$

1 立方厘米（cc、cm³）

- ＝ 1 毫升（mL）
- ＝ 1 克（水）（g）

参考文献

［1］章峻，司玲，杨继全. 3D 打印成型材料［M］. 南京：南京师范大学出版社，2016.

［2］［英］萨拉·西蒙伯尔特著，［英］戴维斯摄，艺用人体解剖［M］. 杭州：浙江摄影出版社，2013.

［3］［德］瓦尔特·舍尔斯、贝阿塔·拉考塔著，王威译. 生命的肖像［M］. 北京：中国民族摄影艺术出版社，2005.

［4］柏乃庆编著. 人体保存——细胞、组织和器官的保存技术［M］. 上海：上海科技出版社，1985.

［5］邓威、温洋、郑淼. ZBrush 雕塑艺术完美呈现［M］. 北京：机械工业出版社，2014.

［6］席焕久、陈昭主编. 人体测量方法（第二版）［M］. 北京：科学出版社，2010.

［7］朱金龙. 殡葬学导论［M］. 上海：中国社会出版社，2008.

［8］王刚. 遗体修复［M］. 上海：上海科学普及出版社，2013.

［9］李振萍、徐军、宗蕊. 遗体整容与化妆［M］. 上海：上海科学普及出版社，2013.

POSTSCRIPT

后　记

　　本书从写作到完稿历时三个多月，其间数易其稿。在此要感谢上海市民政局、上海市殡葬服务中心和上海市龙华殡仪馆的各级领导和同仁的支持，尤其是要感谢朱勤皓局长，他是本系列丛书的发起人和决策者，还在百忙中主持召开会议，与我们一起讨论书稿的编写，审定编写提纲，给予多方面的指导，可以说没有他的重视和指导便没有本书的诞生！

　　我还要特别感谢曹尉先生和陈钰女士，是他们的鼎力相助，使我得以顺利完成这本书。

　　回想本书撰写的整个过程，对我而言是一次艰难的跋涉，它不够完美，甚至略显粗糙，但我对它用尽百分之百的心力和智力。编写的过程亦是认清自己的过程，认识到自己的分量、自己所欠缺的东西，并挖掘到自己能够努力的方向。理想的东西总是很完美的，但不经历艰难的、朴素的甚至枯燥的路途是抵达不到最完美的地方的。

　　又或许，那里的终点又是我另一个新的起点，"路漫漫其修远兮，吾将上下而求索"。遗体整容事业的发展是建立在众多遗体整容师努力探索的基础上，在我工作成长的过程中，前辈同行的经验和团队的大力支持，是我取之不尽的力量源泉。本书是我理论学习与实践经验的总结，献给所有工作在殡葬行业的同行们。由于才疏学浅，书中肯定有许多不足甚至错误之处，恳请专家们批评指正。

2019 年 7 月

图书在版编目(CIP)数据

遗体整容指南/王刚著.—上海:学林出版社,
2019.12
(上海民政专家系列)
ISBN 978 - 7 - 5486 - 1594 - 1

Ⅰ. ①遗… Ⅱ. ①王… Ⅲ. ①尸体-美容术-指南
Ⅳ. ①R125 - 62

中国版本图书馆 CIP 数据核字(2019)第 275585 号

责任编辑 许苏宜
封面设计 范昊如 夏 雪 李疑飘

上海民政专家系列

遗体整容指南

王 刚 著

出 版 学林出版社
　　　　(200001 上海福建中路 193 号)
发 行 上海人民出版社发行中心
　　　　(200001 上海福建中路 193 号)
印 刷 上海商务联西印刷有限公司
开 本 720×1000 1/16
印 张 16.25
字 数 24 万
版 次 2019 年 12 月第 1 版
印 次 2020 年 9 月第 2 次印刷
ISBN 978 - 7 - 5486 - 1594 - 1/C・48
定 价 58.00 元